《本草纲目》
五谷杂粮养生密码

有声版

杨秀岩　主编

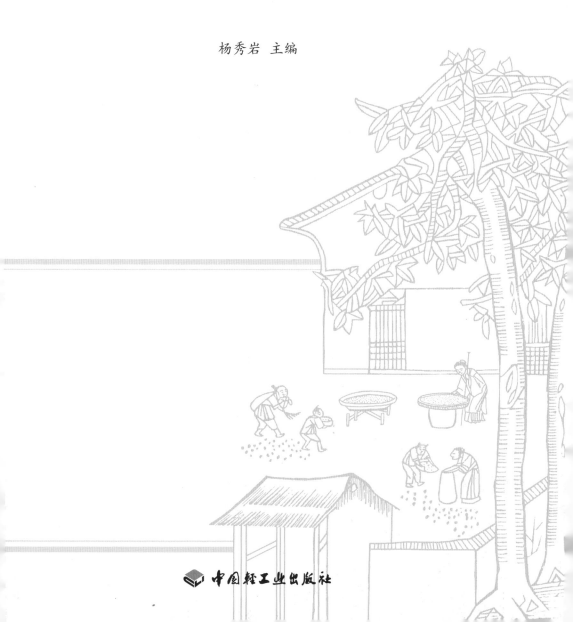

中国轻工业出版社

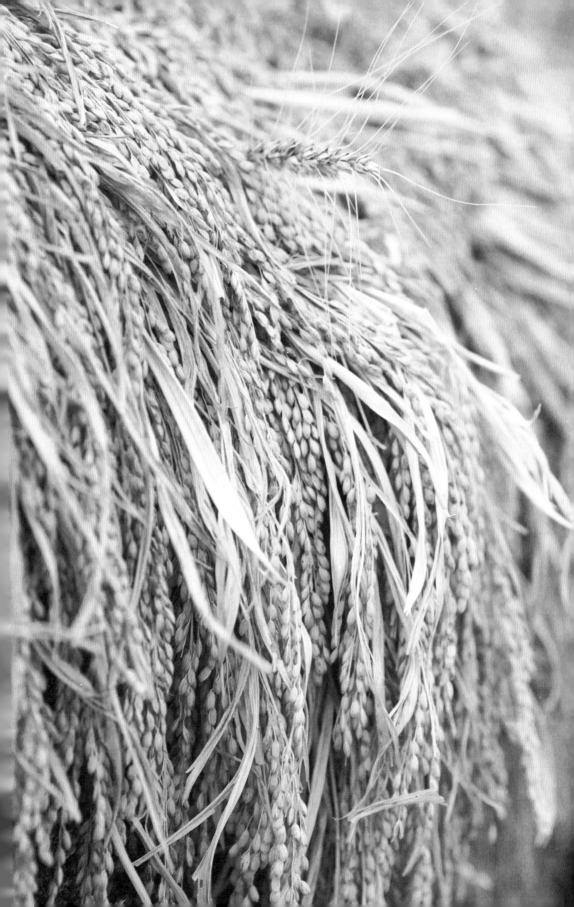

每个人都是生活的主角，五谷杂粮则应成为每个人饮食的主角。

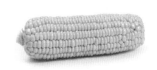

五谷杂粮能带给人美味！杂粮经过精细加工、细心烹制，完全可以改变它的粗糙口感，变成各种美味佳肴。玉米可以鲜食、煮食或炒食，齿颊充溢着一种自然的鲜香；黍子可以磨面，包裹上馅料，制成香甜的炸糕；黄豆搭配黑豆、花生、黑芝麻等磨制成的五谷豆浆，于美味中更飘逸着一股时尚的气息。

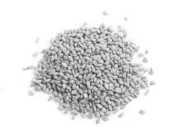

五谷杂粮能给人们带来健康！近些年来，人们生活水平逐步提高，精米、白面顿顿饭少不了，肉、鱼等荤食也是天天佐餐。吃得好，人们的健康指数应该提高，可是不少人却患上了慢性病，糖尿病、高脂血症、高血压……这究竟是怎么回事呢？原因之一就是"精益求精"，过分贪求精米、白面、肉食，它们虽然可口，但是所含营养有缺陷，高热量、高胆固醇，而膳食纤维却很少，容易造成便秘、血清中胆固醇升高等隐忧，而粗食在人们的餐桌上相对缺少。倘若均衡搭配，必能与健康更近一步。

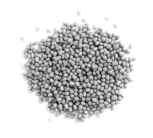

五谷杂粮能治病祛疾！五谷杂粮有四性五味之分，每种谷物都有一定的药用功效。例如，红豆利水祛湿，水肿患者食用可以消浮肿；粟子暖脾胃，用火煨烧后食用可缓解急性腹泻；核桃化痰止咳，捣碎与红糖冲服，则可减轻老年人咳喘等。五谷杂粮不起眼，但蕴含着大能量。

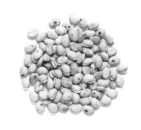

感慨于五谷杂粮的能量，本书遂结合《本草纲目》，精选了数十种五谷杂粮食材及其制品，详细阐述了它们的性味、归经、食疗价值、食用宜忌、吃法等；详解人们体质的差异，不同体质的人如何用五谷杂粮养生；每个年龄段该如何科学吃五谷杂粮。总之，本书将彻底"释放"五谷杂粮的养生保健能量，让阅读者读有所获，读有所乐！

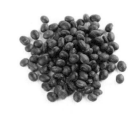

"五谷杂粮常相伴，健康每天多一点！"

目录

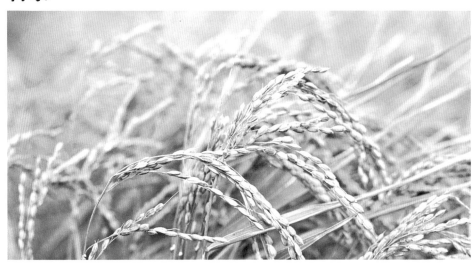

扫码收听
本书附赠音频课

第四章　细说五谷杂粮

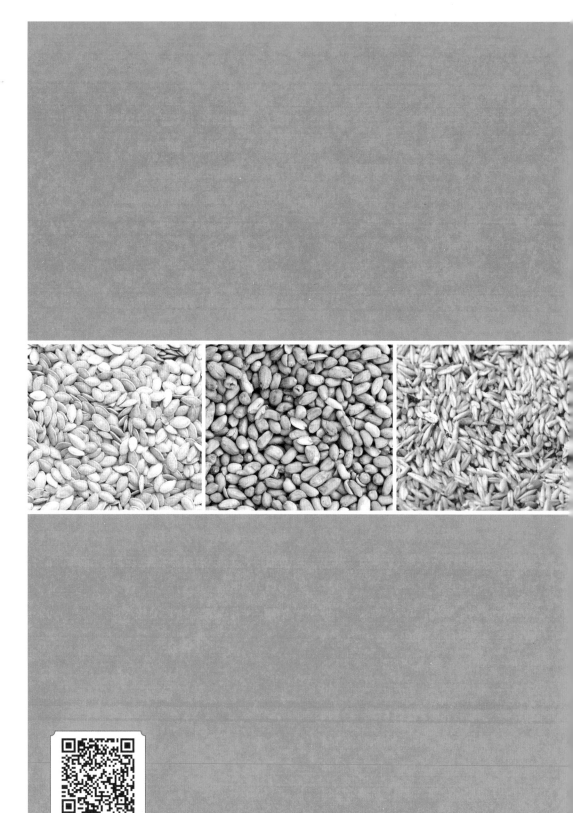

第一章

五谷杂粮最养人

五谷杂粮指哪些粮食?

五谷杂粮有哪些营养成分?

五谷杂粮的四性、五味是什么?

五谷杂粮为什么能养人?

如何吃五谷杂粮才科学合理?

......

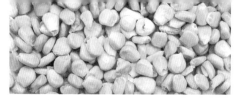

认知五谷杂粮

人们每天都与五谷杂粮打交道，一日三餐所吃的粥、面条、馒头、面包等，分别由不同的谷粮加工烹制而成。或许五谷杂粮与人之间太过熟悉，熟悉到无视的地步，以至于许多人无法回答这样一个简单的问题：五谷杂粮指哪些作物或粮食呢？

谷是"穀"的简体字，本意是指有壳的粮食，像水稻、谷子、小麦等外面都有一层壳，所以叫做"穀"。

"五谷"一词最早出于《论语》，来历多多少少与圣人孔子有关。2000多年前，孔子带着学生子路出门远游，不知什么原因，子路掉队了，找不到老师孔子。这时，一位用杖挑着竹筐的老农走过来，子路上前询问："子见夫子乎？"老农回道："四肢不劳动，五谷分不清，孰为夫子？"就这样，"五谷"一词得以流传至今。

老农口中的"五谷"究竟具体指什么呢？学术上有两种说法，一种指稻、麦、黍、稷、菽；另一种指麻、黍、稷、麦、菽。两种说法区别在于一种有稻无麻，一种有麻无稻。

稻，就是水稻，今天仍然是我国人民的主粮，特别是南方人，每日必食稻米。

麦，指的是大麦和小麦。今天我国北方人民广种小麦，主食小麦粉。故有"南稻北麦"之说。

黍，又称黄米或黍米。远在原始农业时代，黍已经是栽培的农作物。黍米性黏，似糯米，故北方民间常用它制作年糕、元宵等。

稷，就是谷子，脱粒后叫小米。古代把稷视为百谷之长，常以稷指代五谷。农业在古代关系着国家安危、百姓安居生活，不可轻视，所以帝王、诸侯要经常祭祀谷神与土神。土神称为"社"，谷神称为"稷"，所以就用"社稷"一词来指代国家。例如《孟子·尽心下》说："民为贵，社稷次之，君为轻。"

菽，其实就是大豆。《诗经》中多次提及大豆，次数超过水稻，这说明大豆对于当时的人民来说相当重要，是人民的主要粮食。今天，大豆除了制作豆制品外，更多用于榨油。

今天，人们说到五谷，不再单指上述五种谷物，而是代指所有粮食。人们把这五谷与这五谷之外的"杂粮"更多地联系在一起，将所有的粮食统称为"五谷杂粮"。

人们还经常以高粱、荞麦、燕麦、薏米、绿豆、红豆等充饥，它们统称为杂粮。一般来讲，杂粮指的是水稻、小麦、玉米、大豆和薯类五大作物以外的杂食。

清代薛福成在《应诏陈言疏》一文中写道："八旗兵丁，不惯米食，往往由牛录章京领米易钱，折给兵丁，买杂粮充食。"由此看来，清代的满人吃不惯米食，喜食杂粮。不过，当时更多的老百姓买不起米，也只得以杂粮充饥度日。

现代营养学则通常把食物分成五大类（《中国居民膳食指南》2022版），即：

第一类	谷薯类	谷类包括稻米、小麦、小米等，薯类包括土豆、红薯等，由于在食用习惯上杂豆类经常保持整粒状态，与全谷物概念相符，且常作为主食材料，因此也放入此类，包括绿豆、红豆等。主要提供碳水化合物、蛋白质、膳食纤维、B族维生素。
第二类	蔬菜和水果类	主要提供膳食纤维、矿物质、维生素C、类胡萝卜素、植物化学物。
第三类	动物性食物	包括畜、禽、鱼、蛋、奶类。主要提供蛋白质、脂肪、矿物质、维生素。
第四类	大豆和坚果类	大豆类包括黄豆、青豆、黑豆等，坚果类包括花生、瓜子、核桃、杏仁等。主要提供蛋白质、脂肪、矿物质、B族维生素、维生素E。大豆类以滋养补益功能为强。坚果类大多甘平，以补益脾胃、利水除湿、止泻等功能见长。大豆和坚果还是人体植物性蛋白质、油脂的重要来源，因其多含不饱和脂肪酸，故尤宜于老年人和心血管病患者食用。
第五类	纯能量食物	包括油脂类、糖类和酒类，主要提供脂肪和碳水化合物。

五谷的概念在不断演变着，通常是指水稻、小麦、大豆、玉米、薯类，实际是粮食作物的总称，或泛指粮食作物，而习惯地将粳米、白面以外的谷类及杂豆，包括小米、高粱、荞麦、燕麦、薏米、红豆、绿豆、芸豆等称作杂粮。五谷杂粮泛指现代营养学分类中的第一大类食物谷薯类和第四大类食物大豆及坚果类。

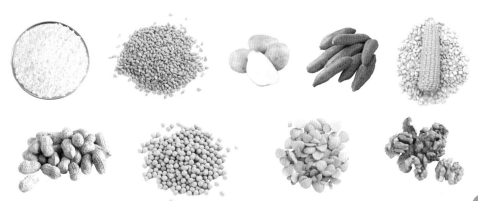

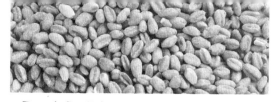

小种粒，大营养

五谷杂粮多为草本植物的种子，个头往往很小。种子虽小，但是能量十足，人们每日以它为食，才能维持生命运转，那么五谷种粒中究竟藏着什么神秘能量？

五谷种粒中含有人体必需的七大营养素——碳水化合物、蛋白质、脂肪、膳食纤维、维生素、矿物质以及水。

碳水化合物

主食是人体所需碳水化合物的主要来源。人们吃馒头时，如果细细品嚼，嘴里会产生甜味，这可以说是碳水化合物的"味道"，所以碳水化合物又称糖类。

碳水化合物是人体能量的直接来源，人体每天活动所消耗的热量中，有60%左右来自碳水化合物。一名普通的成年人，每天至少摄入200克可消化利用的碳水化合物，才能保持健康。

碳水化合物摄取不足的危害

★ 肌肉无力，人体易疲劳。

★ 脑细胞能量供应不足，学习、记忆及思考力下降，甚至造成失忆。

★ 产生代谢障碍，易患糖尿病、肾病等。

★ 营养不足，无法滋养皮肤和毛发，造成脱发、皮肤干燥。

水果、蔬菜都含有碳水化合物，但与五谷杂粮比较起来，各有不足。水果中的碳水化合物多以葡萄糖、蔗糖和果糖等化学形式存在，它们不经过消化或稍加消化，便很快进入血液。若超量供应，血液中的血糖会急剧上升，进而人体出现精神不稳定、头昏脑涨、疲惫乏力等症状，而且葡萄糖、果糖很容易在肝脏内转化为脂肪，使人发胖。蔬菜中的碳水化合物多以类多糖形式存在，较适合人体，但多数蔬菜碳水化合物含量较少，不能满足人体需要。所以，五谷杂粮是人体所需碳水化合物的最佳来源。

含碳水化合物多的五谷杂粮有粳米、玉米、糯米、小麦、高粱、燕麦、荞麦、薏米、红豆、绿豆等。黄豆、黑豆含量相对较少，与一些水果、蔬菜相差不多。

五谷杂粮之一　碳水化合物含量表
单位（克/100克）

食材	含量	食材	含量
粳米	77.90	燕麦	61.60
糯米	77.50	土豆	16.50
高粱	70.40	红薯	23.10
黍米	67.60	红豆	63.40
小麦	76.10	绿豆	55.60
玉米	66.60	黄豆	18.70

蛋白质

蛋白质是生命的基础，没有蛋白质就没有生命。人体的血液、肌肉、骨骼、皮肤、毛发等组织，主要组成成分都是蛋白质。一个 60 千克体重的人，体内蛋白质含量约占 9.612 千克，占人体重量的 16% ~ 20%。

一般来讲，一名成年人每天需要 60 ~ 80 克的蛋白质。

蛋白质摄取不足的危害

★ 人体代谢异常，引起消化不良、腹泻或脱水，营养素吸收不良。

★ 影响肝脏健康，血浆蛋白合成受阻。

★ 体重减轻，肌肉萎缩，人变得消瘦，甚至出现贫血、水肿。

★ 免疫力降低，易患疾病。

★ 女性出现月经失调，甚至引发生殖功能障碍。

★ 儿童生长发育迟缓，可致智力障碍。

食物是蛋白质的来源。食物中的蛋白质不能直接被人体吸收，需要进入胃肠消化道分解成更小一级的分子——氨基酸。人体有 8 种必需氨基酸需要从日常膳食中获取，它们分别为赖氨酸、蛋氨酸、亮氨酸、异亮氨酸、苏氨酸、色氨酸、缬氨酸、苯丙氨酸。所以，人体对蛋白质的需求，就是对氨基酸的需求。

五谷杂粮中，豆类、坚果含蛋白质丰富，谷类较少。豆类中，黄豆含蛋白质比例最高，约占 40%，故有"豆中之

王"的美誉，更有人称之为"绿色的乳牛"。不过，单纯吃黄豆补充蛋白质效果并不理想，若与玉米、粳米等谷粮搭配同食，营养效果更佳。

富含蛋白质的五谷杂粮有黄豆、绿豆、红豆、蚕豆、花生、榛子、芝麻等。

五谷杂粮之二　蛋白质含量表
单位（克/100 克）

食材	含量	食材	含量
花生	25	豇豆	19.30
黄豆	35	小米	9
燕麦	15	松子	12.60
小麦	12	扁豆	25.30
玉米（干）	8.70	榛子	20
绿豆	21.60	粳米	6.40
红豆	20.20	薏米	12.80
杏仁	24.70	高粱	10.40

脂肪

人进食过量的碳水化合物或油脂后，它们会转化成脂肪，主要分布在人体皮下组织、脏器周围等处。

脂肪更是人体所需能量的重要来源，是"优质燃料"。每克脂肪燃烧后可释放9千卡能量，差不多是等量碳水化合物和蛋白质的2倍。脂肪燃烧后，储量会减少，所以人体内的脂肪是一个变量，人有时候变胖，有时候变瘦。

一个人每天摄入的脂肪总量以占总能量的20%~25%为宜，约合每日60克。

脂肪摄入不足的危害

★ 储存在皮下组织的脂肪不足，就不能有效地保持体温、过冬御寒。
★ 无法有效地保护内脏器官。

★ 脂肪不足，人体吸收维生素 A、维生素 D、维生素 E 等脂溶性维生素的效率变差，易出现脂溶性维生素缺乏症。
★ 人体脂肪不足，可致身体激素分泌不匀，抑制性激素的分泌，影响人的第二性征正常发育。

五谷杂粮之三 脂肪含量表
单位（克/100 克）

食材	含量	食材	含量
粳米	1.20	小米	3.10
花生（生）	44.30	榛子	44.80
玉米（干）	3.80	豇豆	1.20
黄豆	16	红薯	0.20
红豆	0.60	杏仁	44.80
高粱	3.10	黑豆	15.90
栗子（干）	1.70	绿豆	0.80

食物脂肪分为两类：动物性脂肪和植物性脂肪。人体以食用植物性脂肪为佳。

	植物性脂肪	动物性脂肪
主要来源	大豆、坚果	肉、蛋、奶及水产品
成分	多为不饱和脂肪，例如亚油酸、油酸	多为饱和脂肪和胆固醇
形态	室温下，多呈液体	室温下，多呈固态
优缺点对比	存储时间长、烹饪加热时易变质	较稳定，不易变质、腐败
	降低脑卒中、高血压等心脑血管病变	危害心血管健康，易致脑卒中、高血压等心脑血管病变

含脂肪多的五谷杂粮：黄豆、黑豆、核桃、杏仁、花生、葵花子等。

膳食纤维

多年前，人们没有把膳食纤维归为营养素一类，原因很简单，认为它不能被胃肠消化和吸收，没有任何营养价值。随着对膳食纤维认识的深入，营养学界为它正名，称其为"第七大营养素"，对于人体健康不可或缺。

膳食纤维的生理作用

★ 刺激肠道蠕动。

★ 吸附肠道内的少许胆固醇、脂肪以及重金属离子，通过粪便排出体外。

★ 具有强吸水性，增大大肠中的粪便体积，减少其滞留时间，达到排毒目的。

膳食纤维摄入不足的危害

★ 容易发生便秘。

★ 结肠癌、直肠癌等肠道癌症高发。

★ 血液中胆固醇、甘油三酯增多，心脑血管病变高发。

富含膳食纤维的五谷杂粮：糙米、小麦、黑米、荞麦、玉米、高粱、燕麦、红豆、绿豆、蚕豆、豌豆、豇豆、红薯、芋头等。

根据是否溶于水的特性，膳食纤维可分为水溶性膳食纤维和非水溶性膳食纤维。水溶性的膳食纤维降低胆固醇的生理功能较强，多存在于豆类中；非水溶性的膳食纤维预防大肠癌、直肠癌效果更突出，多存在于全谷类中。

健康吃法

在不少人眼中，摄取膳食纤维就是多吃瓜果蔬菜，五谷杂粮与膳食纤维无关，这是一种片面的认识。五谷杂粮中的膳食纤维其实含量很丰富，只是现代人过于追求吃精米细面，而把谷粮中的膳食纤维给"折腾"没了。

膳食纤维多分布于谷粮的种皮中，人们在加工小麦、稻米等时，为了满足"舌尖"上的快感，往往将大部分种皮脱去、丢掉。所以，现代人应提倡吃粗粮糙米，吃全谷，这样吃更健康！

五谷杂粮之四 膳食纤维含量表
单位（克/100克）

食材	含量	食材	含量
核桃（干）	9.50	蚕豆	2.50
高粱	4.30	玉米（干）	6.40
绿豆	6.40	黄豆	15.50
杏仁	9.20	小米	1.60
燕麦	5.30		

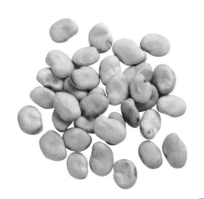

维生素

尽管维生素在人体内含量很少，但不可或缺。它是正常人体生命活动必需的营养元素，全程参与着人体的生长、发育以及新陈代谢，对健康影响甚大。

维生素是一个庞大的家庭，有几十种之多。简单划分，可分两类：一类是脂溶性维生素，包括维生素A、维生素D、维生素E等；一类是水溶性维生素，包括维生素C、维生素B_1、维生素B_2、维生素B_{12}等。每种维生素在人体内都发挥着不可替代的作用，一旦缺乏，人体就会出现各种健康问题。

脂溶性维生素

维生素种类	生理作用	缺乏表现	日摄取量	富含的食物
维生素A	保护皮肤及黏膜组织；养护视神经，防止眼睛干燥、夜盲症；促进人体发育；参与免疫系统的防卫，预防疾病	眼睛干涩怕光，易疲劳；易患结膜炎；脱发等	成年男性800微克，女性700微克	小米、玉米、芋头等
维生素E	强抗氧化剂，清除体内的自由基，抗衰老；降低心脑血管发病率，延缓动脉粥样硬化；防治女性内分泌失调；保护维生素A不被氧化	容易出现皮肤干燥、精神紧张、贫血等问题，女性还会有痛经表现	14毫克	花生、芝麻、黄豆、黑豆、绿豆、莜麦等
维生素D	提高人体对钙、磷的吸收，维持血钙、血磷正常；促进牙齿和骨骼的生长发育	婴幼儿维生素D摄取不足，出现佝偻病，表现为枕秃、方颅、鸡胸、O型腿等；老年人易患骨质疏松症，骨折、骨裂的危险增加	0~65岁，每日10微克； 65岁以上老人，每日15微克	黑芝麻、核桃等

水溶性维生素

维生素种类	生理作用	缺乏表现	日摄取量	富含的食物
维生素 C	抗氧化剂，促使皮肤紧致、白皙；降低胆固醇，预防心血管疾病，调节身体免疫力；有利于伤口愈合，防止坏血病	皮肤出现色斑，皮下有出血点或刷牙时牙龈出血等	成人 100 毫克	杏仁、黑芝麻、核桃、栗子等
维生素 B$_1$	促进发育，加强组织的再生能力；保持皮肤、指甲及头发的健康；消除口腔舌头等溃烂；消除眼睛疲劳	易产生消化功能紊乱、便秘、皮肤粗糙、气色差、手脚麻木，还会得脚气病	成人 1.2~1.4 毫克	燕麦、全麦、花生等
维生素 B$_2$	促进发育和细胞再生，消除口腔炎症，缓解眼睛疲劳	精神倦怠，失眠多梦，口干口臭，经常头痛	成人 1.2~1.4 毫克	黄豆、黑芝麻、葵花子等
维生素 B$_6$	参与体内氨基酸代谢，防治神经系统及皮肤的不正常现象，缓解呕吐，减轻夜间的肌肉抽筋，防治四肢的神经炎，利尿	疲倦乏力，紧张易怒，表情呆滞，失眠或嗜睡等	成人 1.6 毫克	小米、燕麦、土豆等
维生素 B$_{12}$	防治贫血，有助于儿童的发育及成长；能保持健康的神经系统；消除过敏症状	食欲不振、贫血、记忆力减退、精神不集中等	成人 2.4 微克	小米、玉米、燕麦、黑米、薏米、粳米、糯米等

矿物质

五谷杂粮是人体摄取矿物质的重要来源。

矿物质又称为无机盐。人体中含有五六十种矿物质，加起来的总量占体重的4%~5%。虽然总量不多，但它们在人体内无法自行合成，必须从外界摄取，而且在生理作用中发挥着重要的功能，故与维生素一样也是人体必需的营养元素。

根据在人体内的含量，矿物质可分为常量元素和微量元素。常量元素包括钙、镁、钾、钠、磷等，微量元素包括铁、铜、碘、锌、硒、锰、钼、铬等。下面具体介绍一些矿物质的生理作用。

种类	生理作用	缺乏表现	日摄取量	富含的食物
钙	构成骨骼、牙齿的重要"材料"，促进骨骼生长；参与血液凝固，减少外伤出血量；降低神经肌肉兴奋性，维持心肌正常收缩	儿童缺钙会引发佝偻病，并伴随夜间啼哭、抽风等症状；成年人缺钙会导致骨质疏松、腿抽筋、腰腿疼痛等	儿童 600~1000 毫克；少年 1000~1200 毫克；成人 800 毫克	芝麻、黄豆、黑豆、燕麦、杏仁等
钾	与钠协同调节人体细胞内的渗透压和体液的酸碱平衡；参与细胞内糖和蛋白质的代谢；维护神经健康、心跳规律正常，协助肌肉正常收缩	缺乏可引起心跳不规律和心跳加速、心电图异常、肌肉衰弱、烦躁，严重的将导致心跳停止；腹泻、呕吐以及服用利尿药会使尿钾大量逸出	成人 2000 毫克	青稞、黑豆、红豆、芋头、扁豆、葛根、南瓜子、豇豆等
镁	参与体内所有能量的代谢；激活和催化酶系统；参与葡萄糖的利用以及脂肪、蛋白质和核酸合成等；保持细胞内钾的稳定；维持心肌、神经、肌肉的正常功能和骨骼健康	可发生低镁惊厥症，轻者表现为眼角、面肌或口角的搐动；严重时四肢强直性抽搐，双眼凝视，伴有肤色青紫、出汗、发热等症状	成人 330 毫克	松子、核桃、芝麻、杏仁、黑豆、黄豆、花生等

种类	生理作用	缺乏表现	日摄取量	富含的食物
磷	磷主要存在于骨骼、牙齿中，是构成骨骼、软组织的重要元素；参与能量代谢；构成核酸、酶的重要成分；调节酸碱平衡	出现厌食、贫血、肌无力、骨痛、佝偻病和骨软化、全身虚弱等症状；身体抗病能力下降，易感染传染病；精神出现异常、错乱甚至死亡	成人 720 毫克	南瓜子、西瓜子、葵花子、松子、芝麻等
铬	促进蛋白质代谢和生长发育；抑制血液中胆固醇等脂质的合成，降低动脉粥样硬化；加快葡萄糖转化，降低糖尿病发生概率	初期无明显的症状，日久可出现体重减轻、疲倦、手脚麻木等问题，糖尿病、心脑血管疾病高发。儿童缺铬可致生长迟缓	成人 30 微克	面粉、糙米、玉米、面包、土豆等
铁	铁与蛋白质结合形成血红蛋白，在血液中参与氧的运输；构成人体必需的酶，参与各种细胞代谢的最后氧化阶段及二磷酸腺苷的生成	诱发缺铁性贫血，表现为疲乏无力、面色苍白、皮肤干燥、毛发易脱落；易患口角炎、舌炎、舌乳头萎缩；部分患儿可出现神经精神症状，易怒、易动、兴奋、烦躁	成年男性 12 毫克；成年女性 20 毫克	南瓜子、芝麻、黄豆等
锌	锌参与酶的合成与激活；加速生长发育；维持正常食欲；维持正常的免疫功能；促进伤口愈合；对维生素 A 的代谢及视觉有重要作用；维持脑的正常发育；促进和维持性功能	导致食欲不振、生长发育停滞、贫血、伤口愈合缓慢、皮肤粗糙、易患感冒等。孕妇缺锌可引起胎儿畸形；男性缺锌易患前列腺炎、附睾炎等；小儿缺锌会导致发育障碍，易生病等	普通成人为男 12.5 毫克、女 7.5 毫克；孕妇 9.5 毫克	南瓜子、腰果、榛子、杏仁、大麦等

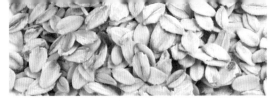

五谷杂粮分四性

中医将药物分为四性：寒、凉、温、热。寒性和凉性、温性和热性，在作用上有一定的共性，只是药性大小、强弱上有差别而已。在四性之外还有一性，即平性，可与其他四性调和。四性是中医治病的依据。中医认为，人体阴阳平衡是健康、不生病的根本，一旦阴阳失和，身体趋热或趋寒，便会患病。寒性病需要用温热的食物和药物调治，热性病需要用寒凉的食物和药物调治，即《黄帝内经》中强调的"寒者热之，热者寒之"，通过食物和药物的药性制衡使身体阴阳重新达到和谐，寒热均衡，疾病就除去了。

药食同源，五谷杂粮也分为四性，根据四性食用五谷杂粮可达到养生保健的目的。

寒、凉性五谷杂粮

★寒性代表：荞麦、荸荠等。

★凉性代表：绿豆、小米、大麦、薏米等。

★养生作用：寒凉性质的五谷杂粮多具有清热、泻火、消炎、解毒等作用，体质偏热以及患热毒疮疡、急性发热、发炎等热性病的人宜食。夏季高温，人体多流汗，需预防中暑，宜吃寒凉性五谷杂粮，例如绿豆、荸荠、薏米等，以对抗暑气，故《本草纲目》有"夏食寒"之说。

例一：绿豆汤能解毒

绿豆性寒凉，煮汤饮用，对多种中毒症有辅助食疗功效。倘若遇到食物中毒，身边又无有效的治疗药品时，可喝绿豆汤救急。

绿豆用于解毒，若与甘草配伍，功效更强，是中医常用的解毒方。方法：绿豆60克，甘草15克，两味研为粗末，放入热水瓶中，冲入沸水适量，盖上闷20~30分钟。白天、夜间各1剂，频频代茶饮用。本方中的绿豆甘寒，中和毒性；甘草泻火解毒，解百毒，两味搭配，起到"1+1>2"的作用。

当然，用绿豆解毒只是应急方法，情况紧急还是需要求助于专业医生。

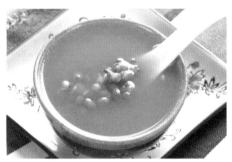

例二：荸荠退热、消炎

荸荠性寒，有清热泻火的功效，可用于感冒发热的辅助食疗，特别是发热初起时，是很有效果的。可将10个荸荠煮水，每次吃荸荠、饮荸荠汁。

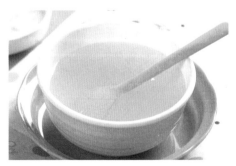

如果想增强荸荠退热的效果，可将荸荠与甘蔗搭配。方法是：取荸荠250克，甘蔗1根（约1米长，切段），两味入锅加水煎煮，熟后食之。甘蔗是一种凉性的水果，清热效果不错，与荸荠同食，可预防流感，缓解低烧不退以及发热引起的心烦口渴。

荸荠还有消炎的作用，例如当人咽喉肿痛时，可将生荸荠榨汁，每次服125克。现代药理分析发现，荸荠含有一种抗菌成分——荸荠英，它对金黄色葡萄球菌、大肠杆菌、绿脓杆菌等均能起抑制作用。

温、热性五谷杂粮

★ 温性代表：糯米、栗子、核桃等。

★ 热性代表：炒花生等。

★ 养生作用：温热性质的五谷杂粮多具有提振阳气、祛寒邪、驱虫、止痛、抗菌等作用。体质偏寒以及患腹脘冷痛等寒性病的人宜食。秋冬季节，天气转寒凉，人体为对抗寒气入侵，宜吃温热的五谷杂粮以固阳。

例一：栗子提振阳气

栗子是"干果之王"，性味甘温，煮熟食用可增强脾胃功能。脾胃就像人体的一个小"火炉"，其功能越强，生发阳气就越旺，因此温暖脾胃能很好地提振阳气，祛除体内的寒气。

栗子粥比直接食用栗子提振阳气的效

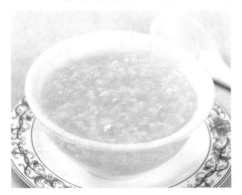

果更好。因为粳米本身就能和胃气，暖身体，经过水火的炮制，吸收了火的热量，振奋体阳作用更强。所以，寒冬时节，喝上一碗热腾腾的栗子粥，能让全身生出暖意。

栗子粥做法：栗子50克，去皮壳，磨成粉，与粳米100克如常法煮粥即成。

脾胃虚寒时，人经常会腹泻，喝暖脾胃的栗子粥，则能补脾虚，逐胃寒，止腹泻。

例二：黄酒驱寒痛

黄酒以大米、黍米为原料，一般酒精含量为14%~20%，属于低度酿造酒。黄酒性温，饮服对于人体寒痛可起到活血化瘀、散寒止痛的功效。加热的黄酒性质更温热，活血散寒作用更强。例如，一些体寒女性有痛经的毛病，经期来潮前后，腹部不适。这时，可以将黄酒加热，温饮一小杯，经痛会有所减轻。

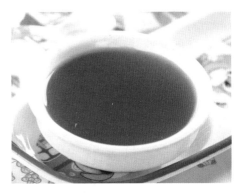

平性五谷杂粮

★ 平性代表：粳米、土豆、山药等。

★ 养生作用：平性的五谷杂粮功能多调补，补虚，益脾胃。例如，黄豆富含蛋白质、脂肪等营养成分，蛋白质滋补人体，补虚强身；其油脂为不饱和脂肪酸，有益心血管健康，并能润肠通便。

一般，平性的五谷杂粮各种体质的人都可食用，也能与其他四性五谷杂粮搭配。

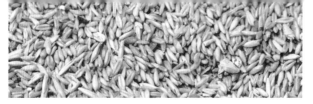

五谷杂粮须辨五味

甘味

甘味（甜味）是人们日常饮食中最喜欢的味道。人们所食的主食大多是发甜的。就拿白面馒头来说，平时大口吃时，多不会感觉到甜味，咬一小口慢慢咀嚼一两分钟，一股甜丝丝的味道便会"感染"舌头。

五谷杂粮的甘甜多来自碳水化合物，即淀粉成分，淀粉在口腔内被唾液中的淀粉酶分解产生低分子糖，于是味蕾感觉到甜味。

甘味的五谷杂粮多具有补益、和中、缓急的作用，可以补充气血、缓解肌肉紧张和疲劳，也能中和毒性，有解毒的作用，多用于滋补强壮、缓和拘急（因感受风寒而身体疼挛、抽搐）疼痛，适用于虚证、痛证。甘味对应脾，可以增强脾的功能。但食用过多会引起血糖升高，胆固醇增加，诱发肥胖、糖尿病等。

甘味五谷杂粮代表：土豆、扁豆、绿豆、红豆、玉米、大麦、小麦、粳米、红薯、薏米、豆腐等。

酸味

酸味食物对应肝脏，有收敛、固涩的作用，可以增强肝脏功能，适用于虚证如多汗、泄泻、尿频、遗精等症。

食用酸味还可以开胃健脾、增进食欲，能抑制、杀死肠道致病菌，但不要食用过多，否则会引起消化功能紊乱。

酸味五谷杂粮代表：荞麦等。

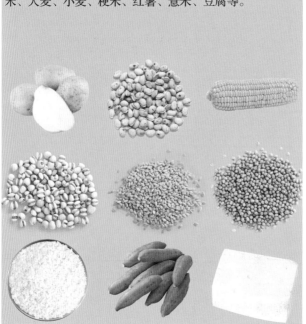

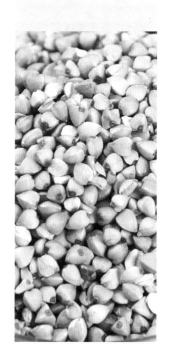

苦味

苦味食物有清热、泻火、燥湿和利尿的作用，与心对应，可增强心脏功能，多用于热证、湿证等证的食疗。过食会导致消化不良。

苦味五谷杂粮代表：杏仁、莲子等。

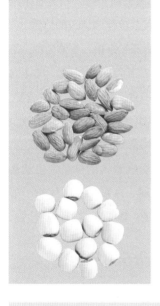

辛味

辛味（辣味）食物有宣发、发散、行血气、通血脉的作用，可以促进肠胃蠕动，促进血液循环，能消除体内滞气、血瘀，对应肺，适用于表证、气血阻滞或风寒湿邪等证，但过量会使肺气过盛，痔疮、便秘的人要少吃。

辛味五谷杂粮代表：白酒等。

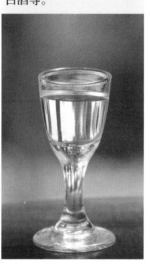

咸味

咸味食物有通便补肾、补益阴血、软化体内酸性肿块的作用，常用于缓解热结便秘。咸味摄入人体过量，特别是盐，会给血管、肾脏带来不良影响，故心脏病、肾脏病、高血压的患者不宜多食。

咸味五谷杂粮代表：小米、青稞等。

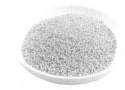

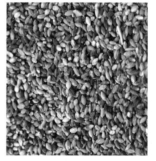

五味与舌头

舌头能辨别五味。舌头上密布着形如乳头的小突起，叫味蕾，一共一万多个，这就是味觉的感受器。人吃东西时，味蕾受到不同味道物质的刺激，刺激信息反馈到大脑味觉中枢后人便产生味觉，知道酸、甜、苦、辣、咸。舌头的不同部位，感觉五味的强弱也不同。

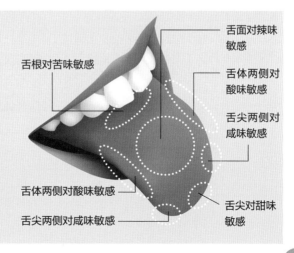

舌面对辣味敏感

舌根对苦味敏感

舌体两侧对酸味敏感

舌尖两侧对咸味敏感

舌体两侧对酸味敏感

舌尖对甜味敏感

舌尖两侧对咸味敏感

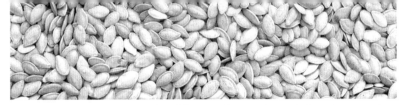

"五谷为养"究竟养什么

《黄帝内经》中这样说："五谷为养，五果为助，五畜为益，五菜为充，气味合而服之，以补精益气。"这句话不仅是对各类食物功用的概括，更应成为人们的饮食养生哲学。五谷为食物之首，是人们日常饮食的基础，"五谷为养"究竟养什么呢？

养气血

可以这样说，五谷杂粮是气血生化之源！人们吃进去的五谷杂粮经过胃肠的消化吸收，会转化成气血。

气血是人体的根本，养生就是养气血。血气足，则人面色红润，精力充沛，感觉灵敏；气血不足，会出现各种不适，例如失眠、健忘、烦躁、惊悸等。气血不足的人往往小病不断，原因就是气血不足以抵御外邪风、寒、湿等的入侵。

所以，人每天都应吃五谷杂粮才能保证健康。

判断气血充足与否，从"一听、三看"入手

听声音：声音洪亮有力，气血充足，声音小且无力，多为气血不足。

看头发：头发生长正常，有亮光，不早白，说明气血充足；头发生长缓慢，易干枯，并有早白、脱发现象，说明气血有问题。

看眼睛：眼睛清澈明亮，神采奕奕，说明气血充足；眼睛干涩，眼白发黄、有血丝，目光呆滞、晦暗，说明气血不足。

看皮肤：皮肤白里透红，有光泽、弹性，说明气血正常，皮肤粗糙，无光泽、弹性，颜色发暗、发黄、发青，并长斑，说明气血不足。

养肌肉

有句话说得俗，但很有道理——人是"肉做的"。人长肉与否，与五谷杂粮关系很大，五谷杂粮控制着人的体重。

人正常进食五谷杂粮，身体匀称，不胖不瘦；人进食五谷杂粮过多，身体发胖；人少食或不食五谷杂粮，身体消瘦。说到这里，也就明白现代女孩子一减肥，就控制主食摄入或不吃主食的原因了。

五谷杂粮影响着人的体重，也就影响人体质的强弱：体重不足，体质一般较差，气力不足；体重正常，体质较强，气力足。

养筋骨

五谷杂粮生血行气，气血运行畅通不息，自然能濡养筋骨，使人动作灵活，腿脚灵便。古代没有营养学一说，中医认为五谷杂粮生气血的成分是精微物质，即各种营养元素，如矿物质、维生素等。

人筋骨失养最常见的就是缺钙引起的抽筋、骨质疏松。补钙，除了吃一些鱼肉、鸡蛋外，还应该吃一些富含钙的五谷杂粮，例如豆类及豆制品（比如豆腐）、坚果等。

养五脏

中医有"五色入五脏"之说，食物可分为绿、红、黄、白、黑五色，分别与人体的五脏相对应，起到滋补保健作用。科学研究证实，食物的营养价值确实与食物的颜色有着密切的关系。五谷杂粮也分五色，润养五脏的作用一点不亚于果蔬。具体如下：

绿色养肝

绿色入肝，多食绿色的五谷杂粮可疏肝强肝。现代研究证实，绿色的五谷杂粮富含膳食纤维和多种矿物质，有助于人体排出毒素，更好地保护肝脏。从绿色本身来讲，它能缓解视觉疲劳，令人心情愉悦。肝主气，气大伤肝；心情好，肝脏功能越发强健。

五谷杂粮代表：绿豆、豌豆、扁豆等。

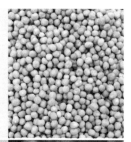

红色养心

红色为火的象征、为阳，与心相应，故食用红色的五谷杂粮可养心益血。现代研究证实，红色的五谷杂粮多含有抗氧化剂，能保护心脑血管健康。中医认为"心主神明"，心不藏神时人多出现心神不宁、失眠多梦等问题，而颜色为红色的红枣、枸杞子为调理此类问题的不二之选，是红色食物养心的明证。

五谷杂粮代表：红米、红豆、枸杞子、红薯等。

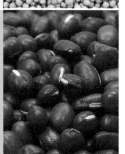

黄色养脾

黄色为土的颜色，入脾胃，常食黄色食物对滋养脾胃大有裨益。研究发现，黄色的五谷杂粮中往往含胡萝卜素较丰富，其可养护胃肠黏膜，防止出现胃溃疡、胃炎等疾病。黄色谷粮中含维生素D也较多，维生素D能促进人体对食物中钙离子的吸收，起到壮骨强筋的作用，有助于预防小儿佝偻病、中老年骨质疏松等。

五谷杂粮代表：玉米、黄豆、土豆、小米等。

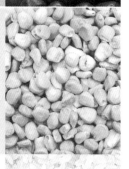

白色养肺

白色的食物多有养肺之功，偏重于益气行气。白色的五谷杂粮多含蛋白质，经常食用能消除身体疲劳，促进疾病的康复。

五谷杂粮代表：粳米、薏米、山药、糯米、豆腐、莲子等。

黑色养肾

黑色五谷杂粮含丰富的氨基酸、微量元素、维生素和亚油酸，可以养血补肾，改善虚弱体质，提高身体自愈能力。人到五十岁时，因肾脏功能下降，头发多会逐渐变白，这时宜吃黑芝麻、黑豆等食物调理。

五谷杂粮代表：黑米、紫米、黑豆、黑芝麻等。

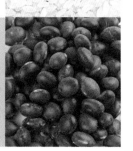

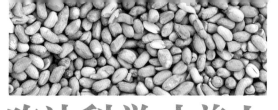

吃法科学才养人

人是铁，饭是钢，一顿不吃饿得慌。说起吃饭，很多人的主食不是白面，就是粳米饭，一天天地这样吃下来，就容易吃出麻烦、吃出满身疾病，例如糖尿病、高血压、高脂血症等。人不能单纯追求味觉的享受，应从饮食健康的角度合理膳食。五谷杂粮吃法科学才养人，少生病。如何吃五谷杂粮才算科学呢？

吃全谷

所谓全谷，就是谷物只经过粗加工，完全保留了谷物的麸皮、胚乳和胚芽三部分。缺少任何一部分，都不能被称作全谷。

全谷食物代表为糙米、燕麦片、全麦麦片、全粒大麦、小米、全玉米等。

全谷物保留着谷物的天然成分，富含膳食纤维、B族维生素以及抗氧化物，能为人体提供更多的蛋白质、不饱和脂肪酸、矿物质、膳食纤维等，有助于人体健康，具有防便秘、对抗血糖升高、抑制血脂升高等食疗作用。相比之下，精细加工过的谷粒，大部分的麸皮、胚芽已被去除，造成众多营养成分白白流失，不利于维持人体健康。

谷物加工前后营养成分比较（每100克）

对比物	膳食纤维（克）	蛋白质（克）	烟酸（毫克）	维生素 B_2（毫克）	维生素 E（毫克）
小麦	10.80	12	4	0.14	1.91
标准小麦粉	2.10	11.20	2	0.08	1.80
玉米（黄,干）	6.40	8.70	2.50	0.13	3.89
玉米面（黄）	5.60	8.10	3	0.06	3.8
糙米	5.90	7.50	0.94	0.02	0.46
粳米	2.80	6.40	0.67	0.02	—

美国宾夕法尼亚州立大学的研究员曾经做过这样一个实验：实验者找来50位肥胖人士，分成2组，要求他们在12周内减少热量的摄入，其中一组只吃全谷物食物，另一组不吃全谷物食物。结果发现，吃全谷物食物那一组成功减掉约5千克，另一组减掉约3.6千克。

这个实验说明，吃全谷物食物的人减肥更容易，控制体重效果更好。实验中还发现，全谷物食物对腰腹部减肥作用显著，可有效地降低患心脏病的风险。

坚持食用多样性

从营养的角度来讲，每种五谷杂粮均有自己的不足，任何一种都不能满足人体对饮食的需求，所以吃五谷杂粮不能单吃一种，应坚持食物多样化的原则，每种都要吃。

最经典的吃法莫过于八宝粥。传统的八宝粥是由大米、红豆、绿豆、粳米、小米等谷粮熬制成的，营养丰富，避免了食物的单一。

合理搭配

吃五谷杂粮强调搭配，既是营养膳食的需要，也是防病治病的需要。合理搭配主要体现在三点。

粗细粮混吃

常吃精米、白面，人们容易缺乏维生素 B_1，患上脚气病（多发性神经炎），避免这一问题的出现，就应细粮搭配粗粮同吃。

粗粮是相对于精米、白面而言的，营养价值要高于精米、白面，但也有不足，就是单吃时口感不佳，有时甚至让人难以下咽。怎么办呢？将粗粮与细粮混合在一起烹制，既保证营养供应，又让口感变好。例如，将小麦面粉与玉米面混合，蒸制成二面馒头。

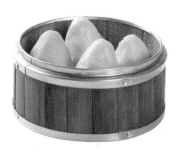

与果蔬搭配

五果为助，五菜为充，果蔬为人们食用五谷杂粮时的补充、辅助，不可或缺。日常食用五谷杂粮时必须辅以果蔬。

制作药膳

五谷杂粮有四性五味，故可入药，与其他药物科学配伍，可用作一些疾病的食疗。女性到了五十几岁后，绝经期到来，容易出现更年期综合征。受体质、生活环境等因素的影响，一些女性症状比较轻，几乎不影响生活和工作，一些女性则比较重，出现心神不宁、精神恍惚、易怒等问题。中医称之为脏躁症，食疗多用甘麦红枣汤——浮小麦、红枣、甘草三味共煎汤。

科学烹制

五谷杂粮烹制前宜先泡水。谷类和豆类含有较多的膳食纤维，若不先用水浸泡，不仅难以煮熟，而且吃起来口感会较硬，入腹后难以消化和吸收。

五谷杂粮泡水也有讲究。浸泡豆类的水多含有表皮中的植酸、单宁、草酸等"抗营养成分"，最好倒掉；浸泡糯米、紫米等的水里则含有一些营养成分，对人体健康有益，可直接用它烹煮。

烹制五谷杂粮还有许多细节。例如，吃豆类时一定要烹制熟透。就拿黄豆来说，生黄豆中含有皂苷、抗胰蛋白酶两种有毒成分，误食未煮熟的黄豆、生豆浆会引起恶心、呕吐、腹泻等中毒症状。

另外，烹制五谷杂粮时，炊具也有讲究，应尽量使用热稳定性较高的铁、陶瓷、不锈钢等制品，铝、塑料制品不宜选用。

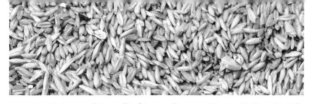

五谷杂粮吃出花样

一些人总认为五谷杂粮的吃法比较单调，不如鱼、肉适口。其实，五谷杂粮吃法颇丰，制作方法不同，味道也各有千秋。

烹制汤粥羹

粥

粥具有很好的养生功效，不仅能调剂胃口、增进食欲，还能补充身体失去的水分。

粥的熬法也不拘一格。可单用五谷杂粮熬粥，或在五谷杂粮中掺入果蔬、鱼肉、药物等共烹调，使其保健功效更广泛。例如，鸡肝粥、羊肝粥能补肝明目，羊肉粥能温补脾胃等。

茶汤

这里说的茶汤，并不是指茶水，而是五谷杂粮磨成粉，用热水冲食，如沏茶一般。例如，将小米或糜子磨成粉，以沸水冲泡，然后在上面撒些红糖、糖桂花、凉糕丁、青梅丁等，此茶汤能消食，提振人的食欲。

谷粮磨成面粉还可以用油炒制，制成油茶，自然又是一味。

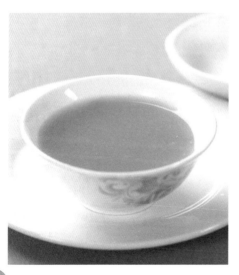

豆浆

豆浆是具有中华民族特色的饮品，它的营养非常丰富，且易于消化吸收，有助于高脂血症、高血压、动脉硬化、气喘等疾病的食疗，称得上绿色保健食品。

随着豆浆机的发明，五谷豆浆成为百姓饮食新时尚，豆浆不再单纯以黄豆为原料，小米、黑米、玉米、荞麦、燕麦、绿豆、红豆、高粱等五谷杂粮都能成为豆浆的配料，合理搭配食用价值更高。

制作面点

我国人民主要以五谷杂粮为食，面点是日常饮食的重要组成部分。面点品种丰富，数不胜数。在众多面点中，当推包子、水饺、馄饨等，因为它们将五谷杂粮与蔬菜、肉、蛋等融为一体，吃起来更健康。随着西方烘焙技术的传入，人们制作出的面点越发丰富多彩，例如可制作五谷杂粮面包等。

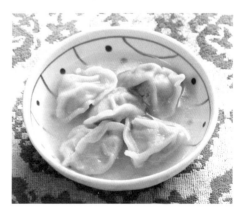

制作菜肴

不要以为只有蔬菜、鱼、肉才能烹制菜肴，五谷杂粮也能，而且味道绝对不同凡响。

例如鲜玉米，它可以烹制松仁玉米。这道菜养生保健的食疗功效较强，常食可降低血液中的胆固醇，延缓大脑衰老。

豆类、坚果也多能入菜。例如黄豆，可以制作五香黄豆；豌豆，则可以与胡萝卜、牛肉等一同炒食。坚果中的栗子、腰果、花生等，更是许多菜肴中必不可少的辅料，比如黄焖栗子鸡、花生米炒肉丁等。

各种面粉经过特殊加工，也能制作成精美菜肴，最经典的当属炒面鱼。将小麦粉、莜麦粉等加水和成软硬适中的面团，然后切成鱼状条块，入水焯熟，再根据自己的喜好与丝瓜、圆白菜、韭菜、蘑菇等下锅炒制，既是菜又是饭，绝对美味。

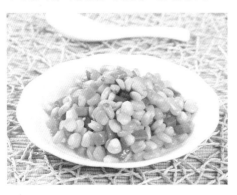

制作饮品

许多饮品，比如酒、饮料等都离不开五谷杂粮。例如：以高粱、大麦、稻米等经发酵、蒸馏而成的酒；以五谷杂粮为原料加工而成的小米乳、红豆乳、绿豆乳等；以各种豆类、坚果等制成的豆浆等粗粮饮料。

白酒和黄酒

五谷杂粮与酒的渊源颇深，是造酒的主要原料，故酒有"粮食精"之称。

我国的传统酒类主要是白酒、黄酒，历史悠久，至今许多地方的百姓仍保留着自己酿酒的习俗。

白酒主要是由小麦、大麦、高粱等谷物酿制而成，具有活血通脉、增进食欲、消除疲劳、御寒保暖等保健功效，少量饮用有利于心脑血管健康。

黄酒可由粳米、糯米、黑米、玉米等多种谷粮酿制，营养价值高于白酒，有"液体蛋糕"之称，适量饮用可助消化、舒筋活血、养颜抗衰、保护心脏等。

酒不仅可直接饮用，还可烹制菜肴、做"药引子"。烹制菜肴时，可除去鱼肉的腥膻味，中药方中多用黄酒做药引子，可起到引药归经、通经活络的作用。

杏仁露

杏仁是坚果之一，常食有润肺止咳、降脂降压、美容养颜的食疗功效，古代就以其入药用于治疗一些疾病。用其制成的杏仁露，如今已成为老幼皆喜饮的饮料。

另外，五谷杂粮还有很多吃法，这里不再一一列举，只要人们多花点心思，完全可以吃出花样，吃出健康。

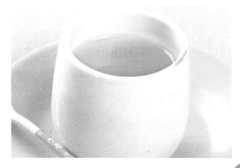

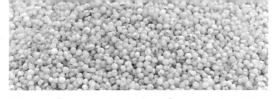

顺应四时食五谷

我国传统的养生哲学强调"天人合一"，认为人为万物之一，应与天地、自然和谐相处，随天地变化而变化。《黄帝内经》如此说："天枢之上，天气主之；天枢之下，地气主之；气交之分，人气从之，万物由之。"即人与万物生于天地五运六气阴阳二气交会之中，人气从之则生长壮老已，万物从之则生长化收藏。

天地一年有四季之分，春、夏、秋、冬轮转交替，故人吃五谷杂粮也应顺应四季的变化，按季食用不同的五谷杂粮，以做到养生而不害身。

春季食五谷方案

春季为全年中首个季节，有"一年之计在于春"之说，所以春季养生为一年中的重中之重。

养肝阳

春天到来，万物生长，阳气初生。中医认为春季主肝，以养肝阳为先，通过调理肝气，使人体阳气从冬季的潜藏状态中升发起来。这时，选食五谷杂粮应以柔肝养肝、疏肝益气的为主，益气的有粳米、糯米等，护肝以选食豆类为佳，例如黄豆、绿豆等。

护脾胃

春季肝气升发得太快、太旺，会攻伐脾胃之气，养肝阳的同时也要注意顾护脾胃之气。大部分五谷杂粮如小米、粳米、山药等都对滋养脾胃有好处，因此春季以粮食养生是重中之重。

春寒料峭，风、寒、湿三邪较重，五谷杂粮护脾胃最好的方法是喝粥，例如山药粥、小米粥、红枣枸杞糯米粥等。

春季传统养生美食

传统的春季养生美食有春卷、元宵等。春卷是立春时人们食用的一种节庆美食，以薄面皮包裹馅料加工而成。我国北方最讲究的吃法是在面饼里卷上青韭、豆芽、肉丝等馅料。面皮能厚养脾胃，青韭、豆芽可护肝升阳，所以春卷是春季第一道养生美食。

元宵以糯米制成，馅料为山药、红糖、红枣、核桃、桂花等。糯米性味甘平，乃健脾开胃、益气暖中、生津润燥的佳食。

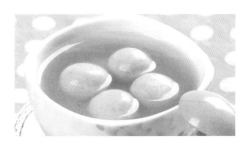

夏季食五谷方案

夏季到来，太阳高照，气候炎热，阳气日盛一日，花草树木生机旺盛。此季节人体阳气随季节而升，渐达鼎盛，向外发散，阴气潜伏在内，气血运行亦相应地旺盛起来。

清热消暑

夏季属火，五脏对应心。高温暑热常导致人心火过旺，汗液大量分泌，这时宜吃一些滋阴、清热、消暑的五谷杂粮，其中绿豆汤、绿豆粥是上上之选，有"冬煮银耳汤，夏煮绿豆汤"之说。

炎热使人饮食不安，睡眠不宁，故夏季宜进食一些具有养心安神作用的五谷杂粮，例如莲子、茯苓、小米等。

此外，夏季时节，黄瓜、苦瓜、丝瓜、西葫芦、西瓜、杏、桃等大量上市，它们或能滋阴解暑热，或能养心，与五谷杂粮搭配食用最佳。

羊肉等热性肉食，则应少吃，否则可加重人体火气。

健脾除湿

夏季来临，人体多脾胃功能下降，胃口不佳，再加上湿邪较重，易腹泻，故应适当吃些健脾利湿的五谷杂粮，例如玉米、山药、薏米、高粱等。

夏季传统养生美食

北方度暑夏，多吃凉面、炸酱面，正如俗语所说，"冬至饺子夏至面"。

按照老北京的风俗习惯，夏季到来时，差不多家家天天吃炸酱面。将手擀面条下入沸水中煮熟后，捞出用凉水一冲，放入炸好的酱，加入青翠的黄瓜丝、鲜嫩的白萝卜丝、黄豆芽，再用蒜泥、芝麻酱、花椒油等一拌，降火开胃效果不错。

还有的人喜欢在夏至日时吃热面，老北京叫"锅挑儿"。吃热面是为了祛除湿邪，多出汗以驱除人体内滞留的湿气和暑气。

秋季食五谷方案

立秋节气的到来，意味秋季的开始。暑夏的高温渐退，使人们烦躁的情绪也随之平静，美丽的秋景，丰收的喜悦，让人心旷神怡。秋季是人体阴阳消长的过渡时期，保健养生尤为重要。

养阴防秋燥

秋季，天气趋向干燥，空气中湿度下降。秋季应肺，干燥的气候易损伤肺阴，故人多口干咽燥、皮肤干燥，甚至出现秋咳、便秘等症状——这就是秋燥带来的麻烦。

防秋燥需从滋阴润肺入手，日常选食五谷杂粮以糯米、粳米、豆腐、豆浆、荸荠、芝麻、花生、核桃等为主。

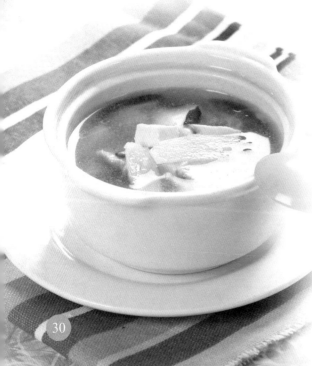

中医有"酸甘化阴"之说，多吃一些酸性食物可滋阴，因此五谷杂粮可搭配苹果、橘子、山楂、猕猴桃、白萝卜、梨等食用。

滋养体阴、防燥莫过于水，所以人应多喝水，五谷杂粮不妨制成汤、粥、羹等食用，例如银耳冰糖糯米粥、平菇豆腐汤、木瓜胡萝卜玉米汤等。

葱、姜等辛辣食物有发散的食疗作用，不利于肺气的收敛，故不宜多食。

防秋凉

秋的燥气中还暗含着凉气，故要防秋凉。人体经过夏季的发泄之后，较虚弱，故人们常说"一夏无病三分虚"。这时秋凉再入侵身体，加之日常穿衣等保养不当，极易患头痛、鼻塞、胃痛、关节痛等一系列疾病，所以应适当进补，宜多吃芝麻、栗子、核桃、藕、乌鸡、猪肺、银耳、燕窝、蜂蜜等滋补食物。

秋季传统养生美食

进入深秋，寒凉之气一天比一天强，我国部分地区有吃羊肉面、菊花酒的习俗。

羊肉面中的羊肉有暖中补虚、补中益气的食疗效果，除增强体质之外，还可起到御寒的作用，为冬季的到来做好体质准备。

冬季食五谷方案

立冬到来意味着冬季的开始，这时昼短夜长，草木枯萎，万物蛰伏。冬季如何用五谷杂粮养生呢？

补肾养阴

冬季在五行中属水，对应人体肾脏，故冬季补肾为要。黑色的食物入肾，具有益肾抗衰老的食疗作用。黑色的五谷杂粮有黑豆、黑芝麻、黑米等。

咸味入肾，适当食用咸味的食物对肾脏有益。但是咸味的食物多属寒性，冬天摄食太多易损伤肾阳，因此冬天应减少盐的摄入，饮食宜清淡。海鲜属于寒咸之物，也不宜多食。

自古以来就有"秋冬养阴"之说，所以玉米、小米、核桃、红薯以及各种豆类也是必不可少的，以滋阴潜阳。为了保证维生素的供应，还应多吃果蔬，例如油菜、芥菜、萝卜、香蕉、苹果、梨等。

温补防寒

冬天，特别是我国北方的冬天，天寒地冻，不少人会患有腹痛、腰痛、胃脘痛、感冒等病症。为了御寒防病，人们除了穿棉衣保暖外，更应多吃一些热量较高的谷粮，或做成面点，或熬煮成粥汤，例如糯米糕、糯米粥、核桃粥、板栗粥等。

有一款"神仙粥"方，以糯米、葱头、生姜、食醋等一起熬制，有散寒祛风的食疗效果，预防冬季感冒：一把糯米煮成汤，七个葱头七片姜，熬熟对入半杯醋，可防伤风感冒。

羊肉等温热食物也宜食用，例如羊肉粥、羊肉胡萝卜饺子等。

冬季传统养生美食

对于冬季养生有很多传统说法，例如立冬吃饺子、大寒时吃八宝饭。

立冬一到，我国北方京津冀等地区必吃饺子，这一习俗已流传上百年。大寒节气到来，我国汉族多会煮八宝饭，尤其在江南地区。将糯米煮熟，拌以糖、猪油、桂花，再加入红枣、薏米、桂圆、莲子等原料，蒸熟后浇上糖卤汁即可。其味道鲜美，营养也较丰富，是御寒待客的美食。

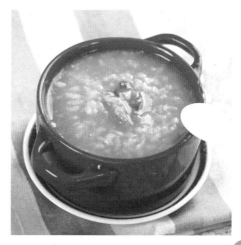

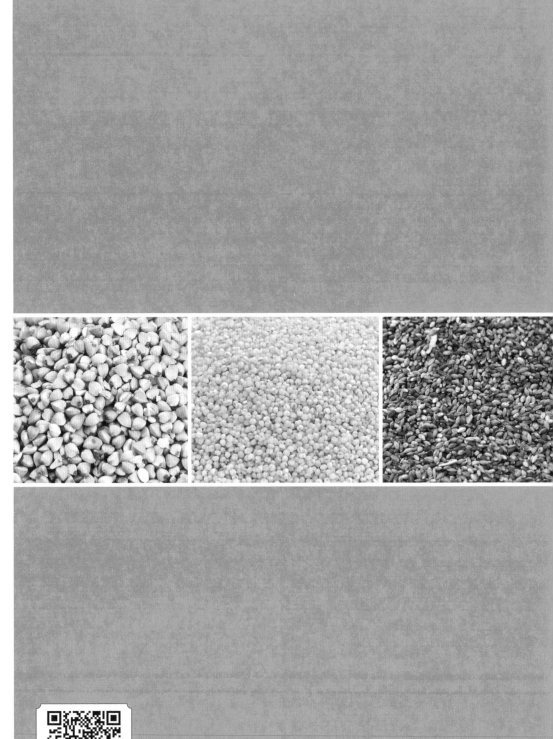

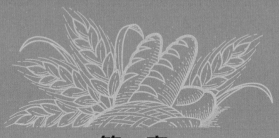

第二章

五谷调和阴阳，体质平和

生活中会发现这样的怪事：

有的人害怕过夏天，一到夏天就大汗淋漓；

有的人害怕过冬天，天气一冷手脚冰凉，冻手冻脚；

有的人怎么吃大鱼大肉，也不会发胖；

有的人则属于那种"喝凉水也会长肉"的类型。

……

究竟是什么原因呢？

这大多是由人的体质差异造成的。

本章将解开体质之谜，告诉人们：

体质不同，选食五谷杂粮也应有别；

谷粮只有吃对，人体才能健康少生病。

平和型体质

所谓体质，指人在先天遗传和后天饮食生活基础上，逐渐形成的形体结构、生理功能、物质代谢和性格心理等方面综合的、固有的特质。每个人的体质都有差别，体质分类法很多，多采用九种体质分类法，即：平和型体质、气虚型体质、阳虚型体质、阴虚型体质、血瘀型体质、痰湿型体质、湿热型体质、气郁型体质、特禀体质。

在九大体质中，只有平和型体质才是正常的体质，其他八种体质多少会存在着不足。

平和型体质占人群比例为1/3，男性人数多于女性。随着年龄的增长，阴阳平衡的趋势被打破，一些人的平和型体质会改变，向非平和型体质转变。

平和型体质成因

1. 受孕时，父母双方处于最佳生育年龄，身体健康，体格强健，精气旺盛。

2. 后天调养得当，饮食起居有节。

平和型体质特征

平和型体质的人阴阳气血调和，体形匀称，不胖不瘦，无明显驼背；精力充沛，胃口好，睡眠正常，面色润泽，双目有神，不易疲劳；性格随和开朗；耐受寒热冬暑，适应社会环境能力强；身体健康，少生病。

饮食原则

平和型体质的人阴阳调和，不偏颇。日常饮食应有节制，不偏食，不嗜食，多吃平性的五谷杂粮及水果、蔬菜。

五谷杂粮代表：粳米、小米、玉米、黍米、黄豆、黑豆、燕麦、红薯等。

搭配食材：蔬菜、水果、鱼、肉、蛋等均可搭配食用，没有限制。

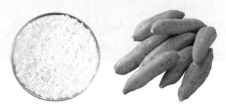

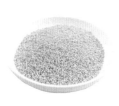
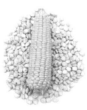
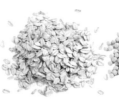

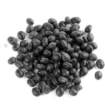

桃仁松子玉米粥

(原料) 粳米 100 克，玉米粒 100 克，核桃仁 15 克，松子仁 15 克，白糖适量。

(做法) ① 粳米淘洗干净；核桃仁洗净，切成粒；松子仁、玉米粒分别洗净。

② 砂锅内注入适量清水，大火烧开，倒入粳米，改小火煲至八成熟。

③ 放入核桃仁、松子仁、玉米粒及白糖，继续煲 30 分钟至粥熟即成。

(功效) 本粥营养丰富，常食可健脑开胃，营养肝胆，预防衰老。

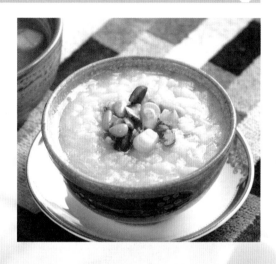

红薯薏米粥

(原料) 红薯 50 克，薏米 100 克。

(做法) ① 薏米淘洗干净；红薯去皮，洗净后切小块。

② 红薯块与薏米同置锅中，加水煮粥，粥熟烂即成。

(功效) 本粥健脾胃，排肠毒。红薯富含膳食纤维，可促进肠蠕动。

二面馒头

原料 玉米面（黄）300克，小麦面粉200克，酵母、碱各适量。

做法 ① 玉米面、小麦面粉放入和面盆中，加水适量，放入酵母，和成较硬的面团，饧发。

② 在饧发足的面团中放入碱，揉匀，放到面板上，然后搓成长面条，均分成若干个小面剂，每个面剂重约50克，用手揉搓成馒头生坯。

③ 将馒头生坯盖上湿洁布，饧10分钟，再间隔均匀地码入屉内，入蒸锅用大火蒸20分钟，馒头熟即成。

功效 本馒头粗细粮搭配，营养升级，可补虚，助人骨肉结实强壮。

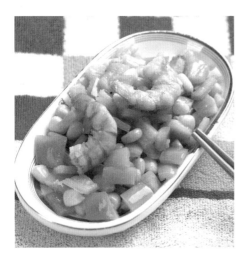

玉米虾仁

原料 甜玉米粒250克，虾仁250克，青椒30克，盐、水淀粉、黄酒、鲜汤各适量。

做法 ① 虾仁洗净，挑去虾线，用盐、黄酒、水淀粉腌渍一下；青椒洗净，切丁。

② 炒锅放油烧热，倒入虾仁，炒熟倒入盘中。

③ 炒锅再次放油烧热，放入青椒丁翻炒至断生，倒入甜玉米粒、虾仁煸炒，加入鲜汤、盐，翻炒数下，用水淀粉勾芡，出锅即成。

功效 虾仁含蛋白质、钙等，营养成分丰富，可壮人腰肾；玉米可降脂，对心血管有利。

玉米奶粥

原料 黄玉米糁50克，牛奶（或豆奶）150毫升，红枣（水泡）20克。

做法 黄玉米糁加水煮粥，待煮至粥面泛泡时，放入红枣，煮开后再加入牛奶（或豆奶），煮至熟即成。

功效 本粥营养丰富，能增强人体体质。

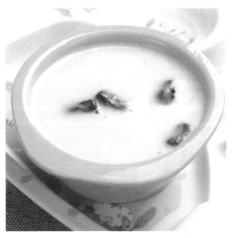

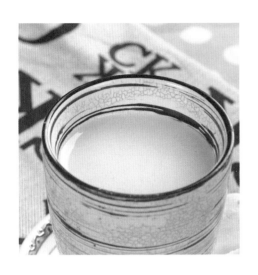

白糖豆浆

原料 黄豆 100 克，白糖 50 克。

做法 ① 黄豆洗净，浸泡 7 小时（夏季 4 小时），捞出，洗净沥水。

② 黄豆放入豆浆机中，加水适量，磨成细浆，过滤出豆渣。

③ 豆浆倒入锅中，以中火煮沸，加入白糖，稍煮片刻即成。

功效 本豆浆易于消化吸收，且含蛋白质、维生素 B_1、钙、磷等营养成分较多，是一款理想的保健饮品。

什锦黄豆

原料 黄豆 250 克，豇豆 150 克，豆腐干 150 克，粉丝 100 克，姜末、葱末、醋、生抽、盐、香油各适量。

做法 ① 黄豆洗净，煮熟；豇豆洗净，切成小段；豆腐干洗净，切条；粉丝用水泡软，切长段。

② 将豇豆、豆腐干和粉丝分别入沸水锅中焯熟。

③ 黄豆、豇豆、豆腐干和粉丝装盘，加入生抽、盐、姜末、葱末、香油和醋，拌匀即可。

功效 本菜能补益肾肺，壮人筋骨。

三豆饮

原料 黑豆 100 克，红豆 100 克，绿豆 100 克，白糖适量。

做法 ① 黑豆、红豆、绿豆分别去杂，洗净后用清水浸泡至涨。

② 三豆放入锅中，加水适量同煮，煮至烂透，放入白糖调味即成。

功效 本汤夏季饮用最佳，可防暑，亦能润养五脏，调节人体免疫力。

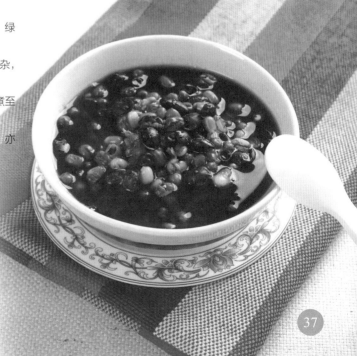

气虚型体质

一些人上楼时走几步就感觉很累，气不够用，气短心慌。如果未到花甲之年，且没有肺喘的毛病，这时就应考虑身体变成了气虚型体质。

气虚型体质成因

1. 母亲怀孕时营养不足，孕吐反应强烈而不能很好地进食。

2. 大病或久病后，身体元气大伤，又调养不及时，遂产生气虚型体质。

3. 过度操劳，耗损心脾之气，长期过度用脑等。

4. 长期节食造成营养不良，形成气虚，常见于女性。

5. 常服用清热解毒败火的中药，或服用含激素的药物，也会促生或加重气虚型体质。

气虚型体质特征

面色苍白，语音很低很细；形体消瘦或偏胖，身体乏力，自汗、多汗；食欲不振，吃得很少；性格往往内向，情绪不稳定，比较胆小，不爱冒险。另外，气虚的人免疫力低下，易感冒，患病后难治愈。还易导致内脏下垂，例如胃下垂等。

饮食原则

气虚型体质是肺、脾、肾功能失调的结果。人活一口气，宜常食具有补气、健脾、强肾的食物，性平味甘的食物或甘温之物。生冷、寒冷的食物有害脾胃，不宜多食。

五谷杂粮代表： 小米、山药、花生、黄豆、土豆、红薯、芡实、豆腐等。

搭配食材： 胡萝卜、香菇、牛肉、鸡肉、黄鱼、鲢鱼、鳝鱼、樱桃、葡萄等。

益气中药： 黄芪、人参、党参、太子参等。

不宜多吃的食物： 山楂、大蒜、薄荷、香菜、萝卜缨等耗损气血之品。

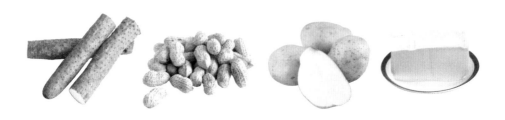

人参红枣粥

(原料) 人参 6 克（或鲜人参 1 小段），红枣 5 颗，粳米 60 克。

(做法) ① 红枣去核，粳米淘洗干净。
② 人参、红枣与粳米一同入锅，加水适量，熬至粥熟即成。

(功效) 人参补五脏之气，红枣则可补血益气，粳米益气补中。本粥有补气养虚之功。

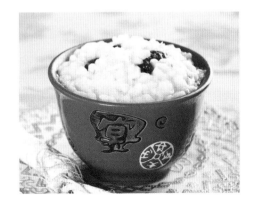

人参黄芪粥

(原料) 粳米 80 克，人参 5 克，黄芪 10 克，白糖 5 克，白术 10 克。

(做法) ① 人参、黄芪、白术分别切成薄片，用清水浸泡 40 分钟，放入砂锅中加适量水煮开，再用小火煮成浓汁，倒出药汁；锅中再加水煮沸，再滤渣取汁，合并两次药汁。
② 粳米淘洗干净，入锅，倒入药汁，再加水适量，煮至粥成，放入白糖调味食用。

(功效) 粳米、人参、黄芪三味俱是益气之物。本粥早、晚分食，常食改善气虚型体质效果显著。

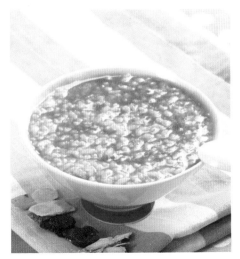

红枣桂圆莲子羹

(原料) 莲子 50 克，红枣 20 颗，桂圆 10 克，白糖少许。

(做法) ① 红枣洗净，去核；桂圆、莲子分别洗净。
② 上述三味入锅，加水适量，煮烂熟后加白糖调味，早晚食用。

(功效) 本粥中的莲子、红枣、桂圆均为滋补之物，常食可调节人体脾、肾等脏器功能，滋补元气。

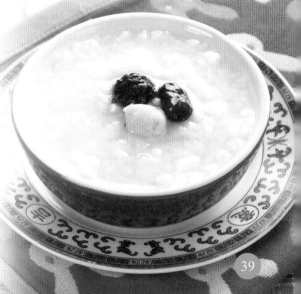

山药桃仁羊肉汤

原料 羊肉 500 克，核桃仁 100 克，山药 100 克，高汤、盐、鸡精各适量。

做法 ① 羊肉洗净，斩块，焯水，去净血水；山药去皮；核桃仁入油锅中，炸熟。

② 锅中注入高汤，放入羊肉块、山药、核桃仁，炖 2 小时至羊肉熟烂，放入盐、鸡精调味。

功效 羊肉是温补之品，暖肾益气；山药养阴益气，益五脏；核桃滋补肺阴，消咳喘。本汤常食，可改善气虚型体质。

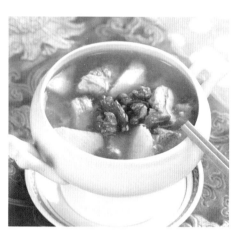

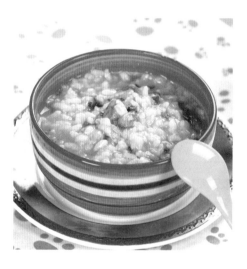

花生菠菜粥

原料 粳米 100 克，菠菜 200 克，花生米 50 克，盐适量。

做法 ① 粳米淘洗 2 次；菠菜洗净，切成细末；花生米用沸水浸泡 1 小时，洗净。

② 粳米、花生米一同放入锅中，加入 1500 毫升冷水，加入少许花生油，先用大火烧沸，再改小火煮至花生米熟透。

③ 往锅中倒入菠菜末，加盐调味，稍煮即成。

功效 花生补中益气，调和脾胃；粳米健脾补中，强身体；菠菜助消化，抗贫血。常食本粥可调养气虚型体质，调节人体免疫力，防贫血。

山药薏米芡实粥

原料 山药 300 克，薏米 50 克，芡实 40 克，粳米 100 克。

做法 ① 薏米和芡实分别洗净，用清水浸泡 2 小时；山药去皮，洗净，切成 3 毫米厚的片。

② 薏米、芡实入锅，倒入 1500 毫升清水，大火煮沸，再改小火煮 30 分钟。

③ 往锅中倒入粳米，用小火煮 20 分钟后，再放入山药片，继续煮 10 分钟至粥熟即成。

功效 山药滋阴益气，强五脏；薏米暖胃，益气血；芡实补中益气，固肾涩精。本粥最宜肾气虚的人食用。

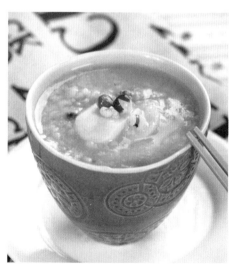

枸杞拌山药

原料 山药 300 克，枸杞子 10 克，柠檬 30 克。

做法 ① 枸杞子洗净，放入热水中浸泡 10 分钟；柠檬榨汁。

② 山药去皮，洗净，切条，放入加柠檬汁的冷水中浸泡二三分钟。

③ 山药条、枸杞子分别捞起，沥干水分，放入盘中，即可食用。

功效 山药益气，补五脏；枸杞子滋肝肾，调气养血。本粥益气血、强肝肾，适用于气虚型体质。

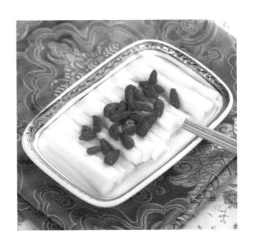

黄豆炖蹄筋

原料 牛蹄筋 250 克，黄豆 100 克，鸡汤 1000 毫升，姜末、黄酒、盐各适量。

做法 ① 牛蹄筋发好洗净，切段，焯一下；黄豆洗净，用清水浸泡至涨发。

② 锅中倒入鸡汤，放入姜末，用大火煮沸。

③ 往锅中放入牛蹄筋、黄豆，大火烧开，倒入黄酒，再转小火炖至收汁，放入盐调味即成。

功效 黄豆有补中益气之功；牛蹄筋善益气补虚。常食本品可改善气虚型体质者之体虚、乏力。

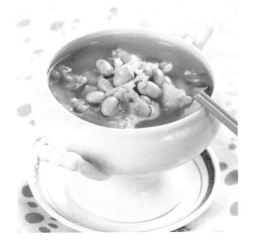

栗子牛肉汤

原料 鲜栗子 150 克，山药 100 克，陈皮 1 小片，牛肉 300 克，盐适量。

做法 ① 牛肉洗净，过滚水 3 分钟，切块。

② 栗子剥壳，入滚水焯一下，去衣；山药洗净去皮；陈皮浸软。

③ 将以上原料放入汤煲内，加适量清水，小火煲 2 小时至熟，放入盐调味即成。

功效 牛肉健脾益气，栗子补气健脾，山药健脾补肾，三味搭配食用有补气健脾、滋养强身之功，适用于脾胃气虚、体倦乏力、食欲欠佳的人食用。

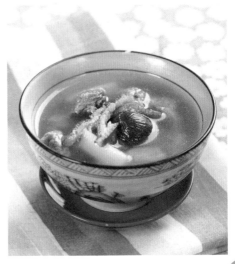

阳虚型体质

一些人特别怕冷，春夏阳气旺盛时，身体比较舒服，秋冬来临，总是感觉身体寒冷，哪怕是穿上厚厚的棉衣，手脚也冰凉。这类人大体上属于阳虚型体质。

阳虚型体质成因

1. 与父母体质有关。母亲受孕时年龄大，孕期过食寒凉的食物；或者父母都属于阳虚型体质。

2. 不良的生活方式，例如经常熬夜、夏季总吹空调、长期住在寒湿的环境中、经常吃凉食和喝凉茶、出汗后洗凉水澡、纵欲等。

3. 长期服用抗生素、激素类、利尿剂、清热解毒等药物。

4. 久病损伤阳气。

阳虚型体质特征

体内阳气不足，怕冷畏寒，四肢不温，喜春夏不耐秋冬；唇色苍白，少气懒言，浑身乏力，喜睡；男性遗精，女性白带清稀，易腹泻，排尿次数频繁，性欲衰退等；情绪不佳，易悲伤，胆小怕事；喜欢吃热烫的食物，不爱吃凉的。

饮食原则

阳虚型体质是由于体内阳气不足造成的，调理时除增强体育锻炼、选择宜居宜住的环境外，还应多吃温热壮阳、补肾补脾的食物。五脏之中，肾脏为全身的阳气之根本，脾为阳气生化之源泉，故当着重补益脾、肾二脏。

五谷杂粮代表： 粳米、小麦、高粱、糯米、豇豆、核桃、栗子、芝麻、白酒、黄酒等。

搭配食材： 牛肉、羊肉、鸡肉、猪肚、猪肝、鲍鱼、海参、香菜、韭菜、荔枝、樱桃、洋葱、茴香、生姜、红糖等。

补阳中药： 鹿茸、肉桂、附子、苁蓉、杜仲、锁阳、菟丝子、补骨脂、冬虫夏草等。

不宜多吃的食物： 鸭肉、兔肉、螃蟹、田螺、柿子、西瓜、梨、生藕、生萝卜、丝瓜、冬瓜等寒凉之品。

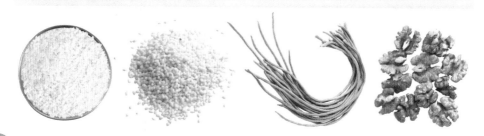

韭菜羊肉饺

（原料）小麦面粉 100 克，羊瘦肉、韭菜各 50 克，香油 5 毫升，葱末 10 克，姜末 5 克，盐 2 克，酱油少许。

（做法）① 韭菜洗净，剁成碎末；羊肉洗净，剁成肉末，并与韭菜末、葱末、姜末、盐、酱油、香油一同搅拌均匀，制成馅料。

② 小麦面粉倒入面盆中，加水和成面团，分成大小适中的小面剂若干，然后擀成饺子面皮。

③ 用饺子面皮裹上馅料包成饺子，煮熟即成。

（功效）韭菜、羊肉均为温补肾阳之品，做成水饺食用，可暖身补阳虚。

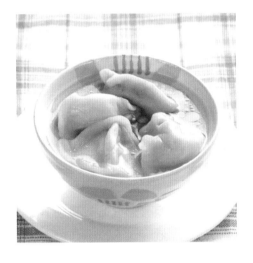

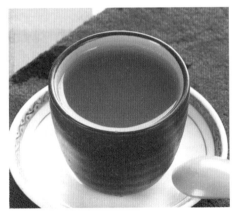

核桃仁黄酒饮

（原料）核桃仁 6 个，红糖 50 克，黄酒 50 毫升。

（做法）① 核桃仁捣碎成泥，放入碗中。

② 往碗中注入黄酒，入蒸锅隔水蒸 10 分钟，加入红糖即成。

（功效）核桃有补肾、健脑、增强人体活力的作用，黄酒活血暖身，红糖温中。本方有补阳暖身之功，冬天食用或产妇食用甚佳。

核桃仁炒韭菜

（原料）韭菜 250 克，核桃仁 60 克，香油适量，盐 3 克。

（做法）将韭菜去杂、洗净，切段备用；锅里放适量香油烧至六成热，下核桃仁炒熟；然后下韭菜段与核桃仁一起翻炒，加盐调味即可。

（功效）本菜壮肾强腰、暖身补阳，阳虚之人宜食。

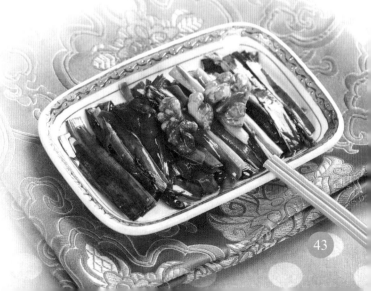

山药红枣粥

原料 糯米 250 克，山药 50 克，红枣 30 克。

做法 ① 山药去皮，洗净，切碎；红枣用水浸泡，去核；糯米洗净，用清水浸泡 30 分钟。

② 糯米入锅，如常法煮粥。

③ 粥煮至八成熟时放入红枣、山药碎，熬煮 15 分钟至米烂枣熟即成。

功效 糯米补虚、暖脾胃，与山药、红枣同煮粥食用，最宜阳虚的人秋冬御寒保暖。

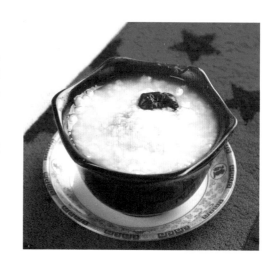

红枣栗子粥

原料 粳米 100 克，栗子 8 个，红枣 6 颗。

做法 ① 粳米洗净，用清水浸泡 30 分钟。

② 栗子煮熟后去皮，捣碎；红枣洗净，去核。

③ 将粳米、栗子碎、红枣放入锅中，加清水用大火煮沸，再改小火煮至粥熟即成。

功效 本粥是秋冬季节佳食，常食除暖手脚之外，更能补虚养身、健体健脑。

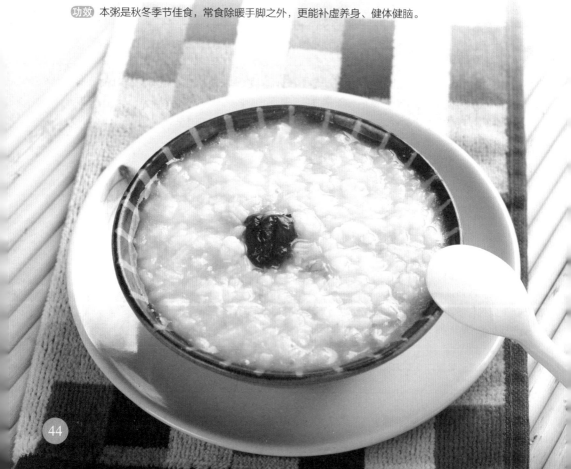

黑芝麻桑葚糊

原料 黑芝麻、桑葚各 60 克，粳米 30 克，白糖 10 克。

做法 ① 粳米、黑芝麻、桑葚分别洗净，捣烂。
② 砂锅内注入清水 3 碗，煮沸。
③ 往锅中倒入捣烂的米浆，放入白糖，煮成糊状即成。

功效 粳米调脾胃，黑芝麻、桑葚二者色黑，均为补肾佳品。本糊适合阳虚型体质，常服可改善病后虚羸、须发早白、虚风眩晕等症。

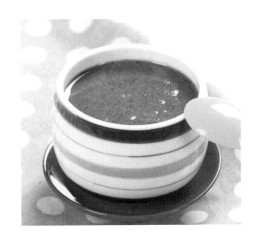

芝麻枸杞乌鸡汤

原料 乌鸡 1 只，黑芝麻 80 克，枸杞子 40 克，红枣 20 克，姜片、盐各适量。

做法 ① 黑芝麻去杂，入热锅中炒香；乌鸡宰杀干净，去肠杂；枸杞子、红枣分别洗净。
② 汤煲中加水适量，放入乌鸡、黑芝麻、枸杞子、红枣、姜片，先用大火烧沸，再改中火煲 3 小时。
③ 待鸡肉熟烂后，放入盐调味即成。

功效 乌鸡、黑芝麻、枸杞子、红枣这四味均为百姓常食的滋补食物，共同煮汤后具有壮肾健腰、防贫血等功效，尤其适宜产后体虚的产妇服食。

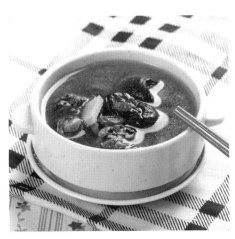

锁阳粥

原料 锁阳 30 克，粳米适量。

做法 ① 粳米淘洗干净。
② 粳米、锁阳放入锅中，加水如常法煮至粥成。
③ 拣出锁阳不用，食粥即可。

功效 锁阳是一味壮阳中药，粳米能暖脾胃，二者煮粥有壮肾固精之功，可用于阳虚遗精之症。

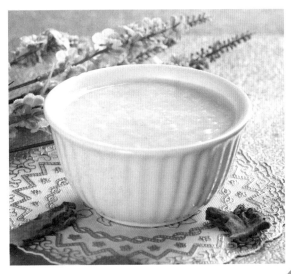

阴虚型体质

一些人特别容易上火，不是咽喉痛、牙痛、口舌生疮，就是便秘；他们性情也较急躁，常心烦，爱发脾气。这类人极可能属于阴虚型体质。

阴虚型体质成因

1. 先天原因，母亲阴血不足。

2. 食辛辣、煎烤等燥性食品过多，阴津不足。

3. 长期发热，体液蒸发过多而补充不及时，致阴液耗损所致。

4. 女性更年期经血闭止，常出现阴虚；男性长期纵欲，精气耗伤过度，出现肾阴虚。

阴虚型体质特征

形体消瘦，周身干燥，面色潮红，脸颊有燥热感；手心、脚心常潮热出汗；小便少而黄，大便干燥秘结；舌少苔或无苔；常口渴，喜食冷饮；性格易怒，情绪波动大，烦躁不安。

饮食原则

人体分阴阳，阴虚多致阳亢，身体内热，易犯火证，因此平日饮食应以性寒凉、滋阴生津的食物为主。寒凉之物久食会引起胃肠不适，出现腹胀腹泻等问题，因此养阴之余应理气健脾。

五谷杂粮代表：豆腐、黑豆、黄豆、绿豆、豆浆、松子、荸荠、菱角等。

搭配食材：蜂蜜、鸭肉、猪肉、银耳、蛤蜊、鸭蛋、牛奶、甘蔗、香蕉、梨、西红柿、绿豆芽、黄花菜、茄子、竹笋、海带、冬瓜、丝瓜、黄瓜、苦瓜等。

滋阴中药：黄精、石斛、熟地黄、当归、玉竹、麦冬等。

不宜多吃的食物：葱、姜、蒜、韭菜、辣椒、羊肉等性热辛辣之品。

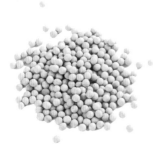 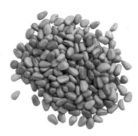 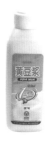 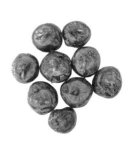

芝麻酱拌豆腐

原料 豆腐 200 克，黄瓜 50 克，芝麻酱 20 克，香油、盐、鸡精各适量。

做法 ① 黄瓜洗净，去蒂，切小块；豆腐放入沸水锅内焯透，捞出过凉，切成小块。

② 芝麻酱倒入碗中，加水少许，放入香油、盐、鸡精调匀。

③ 将豆腐块、黄瓜块共放一盘中，淋入拌好的芝麻酱即成。

功效 豆腐、黄瓜都是滋阴清热之物，适于阴虚体热的人食用。

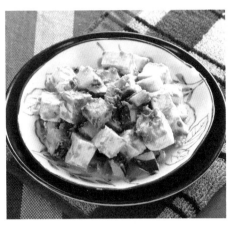

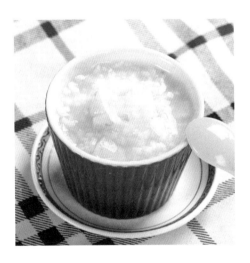

荸荠海蜇粥

原料 粳米 100 克，荸荠 150 克，海蜇皮 100 克，白糖 15 克。

做法 ① 粳米淘洗干净，用清水浸泡 30 分钟；海蜇皮漂洗干净，切细丝；荸荠去皮，洗净，切成小丁。

② 锅中加水 1000 毫升，放入粳米，大火烧沸。

③ 往锅中倒入海蜇丝、荸荠丁，改小火煮至粥熟。

④ 放入白糖调味，稍焖片刻即成。

功效 荸荠性寒凉，清热，滋养体阴；海蜇皮清火解毒，化痰消积。本粥滋阴除火，适合心肺火大、春季咽喉肿痛的人食用。

豆浆南瓜汤

原料 豆浆 250 毫升，南瓜 250 克，干百合 30 克，蜂蜜 15 克。

做法 ① 南瓜去皮、瓤，洗净，切成块；百合浸泡一夜，洗净。

② 锅中注入 500 毫升清水，放入南瓜块、百合，先用大火烧沸，再转小火炖至南瓜熟软。

③ 往锅中倒入豆浆，煮沸后调入蜂蜜即成。

功效 豆浆是滋阴补虚佳饮；南瓜补中，益肺敛气；百合润肺；蜂蜜滋阴，润燥。本汤适用于阴虚咳嗽的人食用。

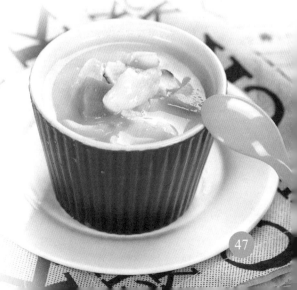

绿豆排骨汤

原料 绿豆 200 克，排骨 500 克，姜 2 片，盐 3 克。

做法 ① 排骨洗净，用沸水焯一下，捞出冲洗干净；绿豆清洗干净，用水浸泡一下。

② 排骨放入砂锅中，加入适量清水，加姜片，大火烧沸后放入绿豆，煮开后转小火，继续煮 45 分钟。

③ 关火前放盐调味即成。

功效 排骨具有滋阴壮阳、益精补血的作用，绿豆有滋阴的作用。两味同煮汤食用，滋阴益精血。

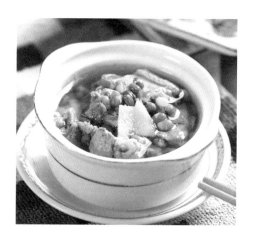

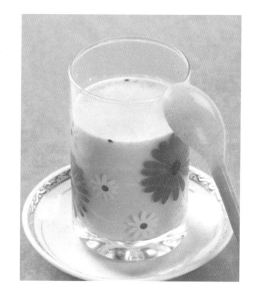

绿豆菜心粥

原料 绿豆 60 克，白菜心 2 个，粳米 50 克。

做法 ① 绿豆洗净，用水浸泡至涨发；白菜心洗净；粳米淘洗干净。

② 绿豆、粳米共置锅中，加水适量，煮至粥将成。

③ 白菜心放入锅中，煮熟即成。

功效 绿豆性味甘凉，有清热解毒之功；白菜心有清肝热、养肾虚的作用。本粥适于夏日食用，小儿腮腺炎也宜食。

桃仁牛奶芝麻糊

原料 豆浆 200 毫升，牛奶 300 毫升，核桃仁 30 克，黑芝麻 20 克，白糖适量。

做法 ① 黑芝麻去杂，捣研为粉末；核桃仁捣研为粉末。

② 将黑芝麻粉末、核桃仁粉末与牛奶、豆浆调匀，放入锅中煮沸，放入白糖调匀即可食用。

功效 豆浆、牛奶、黑芝麻、核桃仁均为润补之佳品，滋养五脏六腑。每天早、晚食用，可润燥补虚，养血强身。

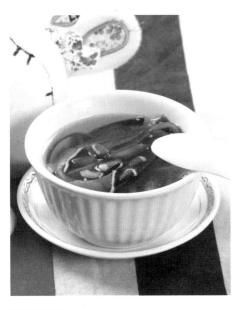

松仁海带

原料 松子仁 5 克，水发海带 100 克，鸡汤、盐各少许。

做法 ① 松子仁洗净；水发海带洗净，切成细条。

② 汤锅置火上，加水适量，放入鸡汤、松子仁、海带条，用小火煨熟，放盐调味即成。

功效 松子仁润肺补虚，海带通便滋阴，两者煮汤食用，具有健脾滋阴、润肠止咳、通便利尿的功效，体虚便秘、肺热咳嗽的人宜常食。

菱蜜粥

原料 菱角 10 个，粳米 60 克，蜂蜜 3 克。

做法 ① 菱角洗净，捣碎；粳米淘洗干净。

② 菱角、粳米同置锅中，加水煮至粥熟，停火。

③ 待粥稍放凉，放入蜂蜜调匀即成。

功效 菱角为清凉之品，可清暑、润肺，粳米健脾胃，蜂蜜滋阴补虚。三味同食，具有滋阴降火，补虚清热毒的食疗功效，夏、秋季宜食。

百合麦冬粥

原料 百合 30 克，麦冬、沙参各 9 克，粳米 50 克，桑葚 10 克，桂圆 6 克，冰糖少许。

做法 ① 粳米淘洗干净；桑葚洗净；百合洗净，撕成片。

② 将冰糖外的所有原料放入汤锅中，加水适量，煮至粥成，以冰糖调味即可。

功效 麦冬滋阴养胃，百合润肺降气，沙参、桑葚、桂圆多为滋补强壮之品，粳米厚养脾胃。本粥常食用，能养阴润燥、敛火止咳，改善肺燥咳喘、口干舌燥、心烦失眠等。

【百合麦冬粥】

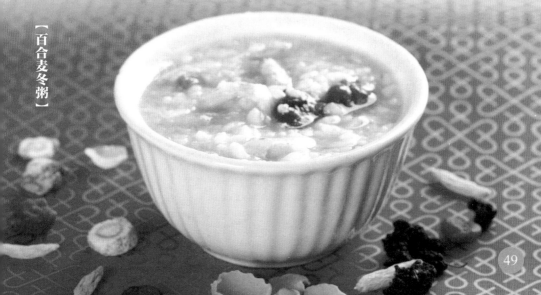

血瘀型体质

一些女性经常胃痛，或者月经来潮那几天多发生痛经，如果拿着热水袋在腹部暖一下，疼痛就能减轻许多；此外，手脚四肢也时不时地产生疼痛。她们肤色不好看，眼眶经常发青成"熊猫眼"，皮肤没有光泽。如果真是这种情况，应考虑血瘀型体质在作怪。

血瘀型体质成因

1. 先天血气不足。

2. 长期居住在寒冷的地方，寒邪客于身体。

3. 身体受损伤，血气无法通行，例如磕碰伤。

4. 饮水不足，或体内津液严重亏损，造成津枯血行迟滞。

5. 精神长期抑郁，气滞导致血瘀。

血瘀型体质特征

血行不畅，无法输送营养至全身，人多瘦小；血不荣发，头发易脱落；眼眶、嘴唇的颜色发青或发黑，舌质青紫隐现；皮肤无光泽，肤质粗糙、干燥、有皮屑；身体四肢容易产生疼痛，时而发作；青年人多生痤疮等皮肤病，女性多有痛经、闭经问题。另外，血瘀型体质者性情多急躁，易怒，而且易患高血压、高脂血症、脑卒中、冠心病等疾病。

饮食原则

血瘀型体质的人应多运动，例如跳舞、打拳、跑步等，养成乐天派的性格，同时在饮食上要多吃一些行气活血、疏肝解郁、散结的食物，少食肥肉等滋甘油腻以及滞气之品。

五谷杂粮代表： 玉米、黄豆、黑豆、魔芋、葛根、木薯、核桃、醋、黄酒等。

搭配食材： 山楂、金橘、核桃仁、油菜、茄子、桃、李子、芒果、藕、木耳、海带、紫菜、竹笋、菇类等。

活血化瘀中药： 当归、川芎、丹参、地黄、地榆、五加皮、玫瑰花等。

不宜多吃的食物： 带皮花生、栗子、蚕豆、肥肉、奶油、鳗鱼、蟹黄等。

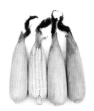
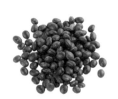
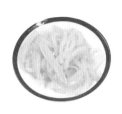
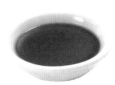

黄瓜拌魔芋

(原料) 魔芋 70 克，黄瓜 200 克，白醋 5 毫升，香油、干辣椒丝、鸡精、盐各少许。

(做法) ① 魔芋洗净，切片，入沸水锅中煮 5 分钟去味，捞出用凉开水过凉。

② 黄瓜洗净，去蒂，切条，用盐拌匀，腌 5 分钟，沥去水分。

③ 黄瓜条、魔芋片装盘，调入白醋、盐、香油、干辣椒丝、鸡精，拌匀即成。

(功效) 魔芋有消肿散结、降脂降压之功，与生津止渴、解毒的黄瓜共食，适用于血瘀型体质，常食能预防脑卒中、癌症等病。

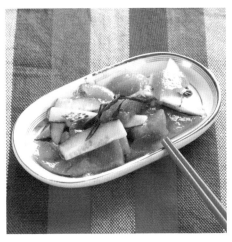

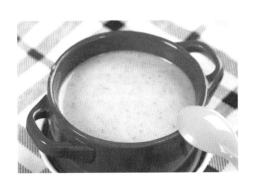

核桃藕粉糊

(原料) 核桃仁 100 克，藕粉 30 克，白糖 10 克。

(做法) ① 核桃仁洗净，用油炸酥，研成泥状。

② 核桃泥和藕粉一起，用适量清水调成糊状。

③ 锅中加水适量，大火煮沸，倒入核桃藕粉糊、白糖，不停地搅拌，煮熟即可。

(功效) 藕粉有散瘀血、生肌止痛的食疗作用，搭配核桃仁，最宜血瘀型体质的老人食用。

木薯粉条汤

(原料) 粉条 200 克，白糖 100 克，椰丝 200 克，木薯粉、盐各适量。

(做法) ① 木薯粉倒入碗中，加适量的水，再加入白糖，搅拌成糊，碗上覆盖微波炉专用薄膜，入微波炉用高火加热 2 分钟，端出。

② 取一只盘子，盘底铺一层椰丝，放木薯粉团，再撒厚厚的椰丝。

③ 把粉团压成薄饼状，放凉后切成块。

④ 粉条入锅，加水适量，大火煮熟透，倒入木薯椰丝饼块，用小火慢煮 10~15 分钟，放盐调味即成。

(功效) 木薯消肿解毒，活血化瘀。本汤适合瘀肿疼痛、跌打损伤、外伤肿痛的人经常食用。

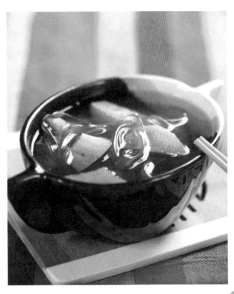

黑豆川芎粥

原料 黑豆 25 克，粳米 50 克，川芎 10 克，红糖 20 克。

做法 ① 黑豆去杂，洗净，浸泡片刻；川芎水煎取汁。

② 药汁中倒入黑豆，煮至七八成熟。

③ 倒入粳米，加水适量，煮至粥成，放入红糖调味即可。

功效 黑豆、川芎有活血除瘀的作用，红糖活血之余，还能散体寒。本粥活血化瘀，行气止痛，早晚常食用可改善皮肤晦暗。

醋泡黑豆

原料 黑豆 250 克，醋、蜂蜜各适量。

做法 ① 黑豆去杂，洗净，晒干，放入平底锅中炒至熟而不焦，出锅放凉。

② 黑豆放入玻璃瓶中，倒入醋将黑豆全部浸没，再放少许蜂蜜调味，2 小时后即可食用。

功效 黑豆、醋均为活血化瘀之物，同时滋补肝肾、消胃开食。本品适量食用有降脂、降压的辅助食疗作用。

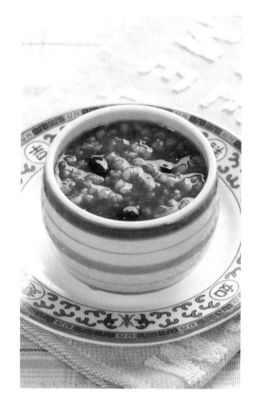

山药鸡内金粥

原料 鲜玉米粒 120 克，山药 30 克，鸡内金 10 克，山楂 10 克。

做法 ① 山药、鸡内金、玉米粒、山楂分别洗净。

② 所有原料一齐入锅，加清水适量，小火煮成粥即成。

功效 玉米降脂、降压，山楂活血化瘀、消食积，鸡内金养胃，山药润五脏、安神。本品常食，能够活血化瘀、通经止痛，亦能缓解小儿食积。

玫瑰花粥

原料 粳米 100 克，玫瑰花 20 克，樱桃 10 克，白糖 30 克。

做法 ① 玫瑰花用冷水漂洗干净；粳米淘洗干净，用冷水浸泡 30 分钟；樱桃洗净。

② 粳米入锅，加水 1000 毫升，先用大火烧沸，再改用小火熬煮成粥。

③ 玫瑰花、樱桃、白糖放入粥锅中，煮 5 分钟即可食用。

功效 玫瑰花性温，有理气解郁、活血散瘀的食疗作用；樱桃活血补血，消瘀结。本粥行血气、散血瘀，最宜血瘀型体质的女性食用。

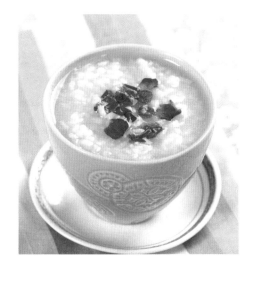

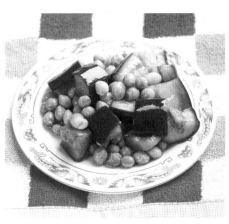

黄豆炒茄子

原料 茄子 200 克，黄豆 100 克，盐适量。

做法 ① 黄豆去杂，洗净，用清水浸泡 10~12 小时。

② 茄子洗净，去蒂，切块。

③ 炒锅放油烧热，倒入茄块，翻炒至八成熟，倒入黄豆翻炒，放盐调味，加适量水，烧至熟即成。

功效 黄豆健脾化湿，有一定除手足拘挛作用；茄子活血化瘀，有降低血清中胆固醇的作用。本菜适用于血瘀者食用，有降血脂、除斑的食疗功效。

丹参粥

原料 丹参 30 克，粳米 50 克，红糖适量。

做法 ① 丹参入锅，水煎取汁。

② 粳米淘洗干净，与丹参汁同煮为粥。

③ 粥熟时加入红糖，再煮片刻即成。

功效 丹参是活血中药，可治疗血瘀、脑卒中等。本粥适用于血瘀型体质，可用于脑卒中等的辅助食疗。

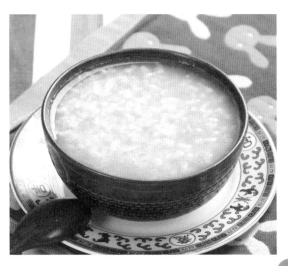

痰湿型体质

一些人容易出汗，特别是干体力活时，汗出得越发厉害。而且这些人面部皮肤油脂分泌较多，脸上总给人油乎乎的感觉，时不时还有胸口发闷、嗓子发痒有痰的感觉。这类人大体上属于痰湿型体质。

痰湿型体质成因

1. 受先天遗传影响，父母多为痰湿型体质。

2. 长时间待在潮湿的环境中，湿邪入侵。

3. 饮食不节，多食肥甘之物，或饮生冷的饮料，导致脾运失调。

痰湿型体质特征

人多虚胖，面色白中发青，少光泽；易出汗，大、小便次数多，多便溏，尿清长；不喜喝水，很少感觉口渴，喝冷饮多腹痛、腹泻，喝热水全身舒坦；易困倦，夏天感觉舒服，冬天难熬。另外，常患胃肠功能失调、内分泌失调等疾病，例如腹泻、糖尿病、高脂血症，较早出现耳鸣、耳聋；女性则易患白带过多症。

饮食原则

痰湿型体质者多为脾受水湿所困，水湿化痰，阻塞经络而引起。日常饮食应以健脾除湿、化痰降浊的食物为主，并适当以温补。肥甘油腻、酸涩的食物，则应少食或不食。另外，还要经常参加运动，常晒太阳。

五谷杂粮代表： 薏米、莲子、芡实、蚕豆、白扁豆、红豆、山药等。

搭配食材： 芥菜、韭菜、香椿、辣椒、葱、生姜、木瓜、白萝卜、紫菜、牛肉、羊肉、带鱼、泥鳅、海参、荔枝、樱桃、石榴等。

化湿中药： 茯苓、槟榔、白果、白术、枳壳、藿香、佩兰、苍术、泽泻等。

不宜多吃的食物： 饴糖、石榴、红枣、柚子、枇杷、肥肉、冰激凌、燕窝、银耳、芝麻、核桃、香蕉、甘蔗、甲鱼等。

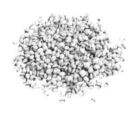 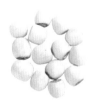 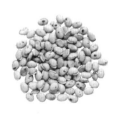 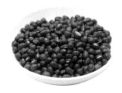

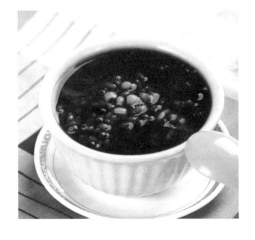

薏米黑豆粥

原料 薏米 60 克，绿豆 30 克，黑豆 30 克，粳米 40 克，白糖 30 克。

做法 ① 黑豆、绿豆分别洗净，用温水泡透；薏米、粳米分别淘洗干净。

② 锅内加水适量，倒入黑豆、绿豆烧开，再下入薏米，用小火煮至八成熟。

③ 粳米入锅，用小火熬至软烂，加白糖，稍煮即成。

功效 薏米擅长除湿，绿豆能利水，黑豆能补肾虚。常食本粥利尿除痰湿，而不伤肾。

薏米扁豆粥

原料 薏米 30 克，炒扁豆 15 克，山楂 15 克，红糖适量。

做法 ① 薏米洗净，与炒扁豆、山楂一起放入砂锅，加水煮粥。

② 粥熟后，放入红糖调味，稍煮即成。

功效 薏米、炒扁豆可强健脾胃，祛湿，还可加强体力以对抗感冒病毒。本粥可早晚服食，具有健脾化湿、化瘀通络的功效。

山药莲子粥

原料 莲子 50 克，山药 100 克，薏米 30 克，粳米 80 克，白糖适量。

做法 ① 山药去皮，洗净，切块；莲子、粳米、薏米分别洗净。

② 锅内加水适量，大火烧沸后放入莲子、山药、粳米、薏米，再次烧沸。

③ 改小火煨粥 30~40 分钟至熟，放入白糖稍煮即成。

功效 薏米健脾利湿，山药、粳米能滋润脾肺，莲子养心安神。本粥除脾湿、安心神，适用于痰湿型体质常食。

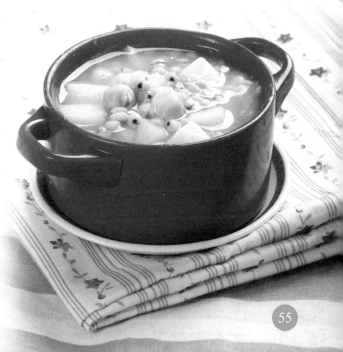

芡实粥

原料 芡实 150 克，糯米 150 克，白糖 10 克。

做法 ① 芡实研磨成粉，糯米淘洗干净。

② 糯米入锅，加水适量，以大火煮沸，倒入芡实粉，煮至粥熟。

③ 白糖放入锅中，稍煮即成。

功效 芡实性味涩平，具有补脾止泻、祛湿止带的作用；糯米暖脾胃。本粥适用于痰湿型体质的女性经常食用，症见白带量多、腹泻等。

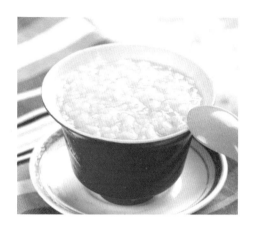

蚕豆烩韭菜

原料 蚕豆 500 克，韭菜 150 克，盐、味精各适量。

做法 ① 蚕豆洗净，入沸水中焯一下，捞出沥水；韭菜择洗干净，切成小段。

② 炒锅放油烧热，倒入蚕豆炒匀，加入适量水，加盖焖煮至熟。

③ 韭菜段放入锅中，放盐、味精调味，稍煮即成。

功效 蚕豆健脾益胃，清热利湿；韭菜性温，暖脾胃。本菜适用于痰湿的人食用，可助消化，消除腹胀。

薏米猪肚汤

原料 猪肚 100 克，山药 50 克，薏米 20 克。

做法 ① 山药去皮，洗净，切块；薏米洗净。

② 猪肚反复冲洗干净，切成薄片。

③ 猪肚片、山药块、薏米放入砂锅中，加适量清水，煮至肚片熟、米烂熟即成。

功效 猪肚、山药、薏米有健脾胃的食疗作用，薏米还能利湿，猪肚亦能补虚。本汤适用于痰湿型体质，养脾逐湿。

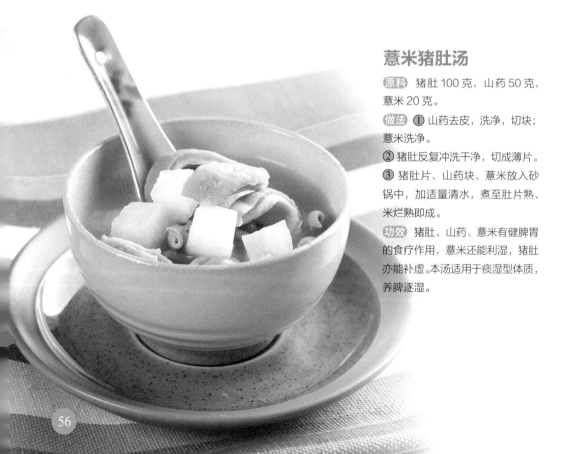

羊肉山药汤

[原料] 羊肉 500 克，山药 150 克，姜片 10 克，黄酒 20 毫升，盐 3 克，葱白 10 克，胡椒 1 克，羊肉汤 750 毫升。

[做法] ① 羊肉剔去筋膜，洗净，略划几刀，入沸水内焯去血水，捞出备用。

② 山药去皮，洗净，切成片。

③ 山药片、羊肉、羊肉汤同放锅中，加入姜片、葱白、胡椒、盐、黄酒，先用大火烧沸，撇去浮沫，再改小火炖至熟。

④ 捞出羊肉，放凉切片，装入碗中，再将原汤中的葱、姜拣去不用，连山药片一同倒入羊肉碗内，即可食用。

[功效] 山药健脾胃；羊肉性温，滋肝养肾。本汤经常食用可健脾胃、益精气，适用于女性脾虚、白带增多等症。

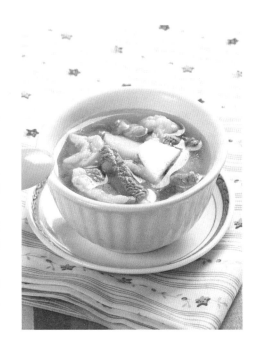

泽泻粥

[原料] 泽泻 15~30 克，粳米 50~100 克，白糖适量。

[做法] ① 泽泻洗净，水煎取汁。

② 粳米淘洗干净，与泽泻汁同煮成稀粥，放入白糖，稍煮即成。

[功效] 泽泻为水湿症常用之物，有利水渗湿、泄热之功；粳米健脾胃。二者煮粥食用，可渗湿，除痰，对肥胖症、高血压、高脂血症、脂肪肝等有食疗效果，亦能缓解小便不利。

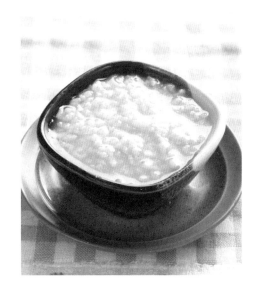

白扁豆猪肉汤

[原料] 白扁豆 250 克，猪腿肉 15 克，葱段、盐各适量。

[做法] ① 猪腿肉洗净，切片；白扁豆洗净。

② 白扁豆入锅，加水煮至烂。

③ 猪腿肉放入锅中，加葱段、盐调味，煮至熟即成。

[功效] 白扁豆富含蛋白质、生物碱等成分，具有健脾化湿之功。本汤适用于小儿消化不良、暑湿泻下等症的辅助食疗。

湿热型体质

一些人面色发黄，易生疱痘，身体气味大，口中有异味，而且大便黏滞不爽，或腹痛腹泻、痢疾，小便黄赤。男性伴有阴囊潮湿，女性则白带多且黄等，这时可考虑为湿热型体质。

湿热型体质成因

1. 先天父母遗传。

2. 生活在湿热环境中，如久居高温、雨水充沛之地。

3. 嗜食肥甘厚味，长期大量饮酒。

4. 长期熬夜，阳虚生内湿，阴虚长内热，致湿热互结。

5. 情绪长期压抑，肝气不舒，湿热从肝胆而生。

6. 滋补不当。身体不虚，却常吃一些补药，致使阴阳失衡，湿邪、热邪乘机侵入。

湿热型体质特征

身体或偏胖或消瘦；面色油光，多生痤疮等；眼睛红赤；身重困倦，不爱动；小便黄赤且短，大便燥结或黏滞；脉象滑数。另外，性情急躁，易怒，怕热和过夏天，易生黄疸、痈疮、热病等。

饮食原则

湿热型体质是湿邪、热邪同时作用于人体的结果，或热为主，或湿为主，湿热互结。调理时，应以清热、利湿、排毒的食物为主，还要疏肝利胆。湿热较重者，禁食燥热、辛辣之物，温性食物也少食，例如酒、羊肉等。另外，还要改变生活习惯，早睡早起，睡眠充足，忌熬夜，静养心神。

五谷杂粮代表： 薏米、白扁豆、绿豆、红豆、荸荠、豆腐、菱角、玉米、玉米须、小麦、荞麦、豌豆、豇豆等。

搭配食材： 冬瓜、丝瓜、西瓜、金针菜、芹菜、荠菜、蛇肉、鲫鱼、乌鱼、豆芽、茭白、藕、西红柿、柿子、草莓等。

清热、利湿中药： 天冬、麦冬、金银花、决明子、生地黄、连翘等。

不宜多吃的食物： 辣椒、桂圆、鹅肉、羊肉、人参、南瓜等。

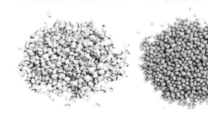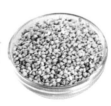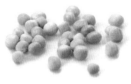

冬瓜绿豆汤

（原料）绿豆150克，冬瓜500克，鲜汤500毫升，葱末、姜末、盐各少许。

（做法）① 绿豆去杂，洗净；冬瓜去皮、瓤，洗净，切块。

② 汤锅洗净，倒入鲜汤烧沸，撇去浮沫，投入葱末、姜末、绿豆、冬瓜块。

③ 待绿豆、冬瓜烧至熟而不烂时，放盐调味即成。

（功效）冬瓜、绿豆均为清凉之品，共煮汤适用于暑湿热引起的小便不利。

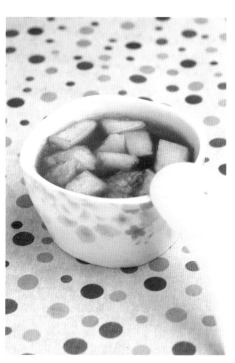

茯苓豆腐

（原料）北豆腐500克，茯苓粉30克，松子仁40克，胡萝卜25克，鲜香菇30克，蛋清40克，盐、黄酒、水淀粉、清汤各适量。

（做法）① 豆腐切成小块；香菇、胡萝卜分别洗净，切成薄片；蛋清搅打出泡沫。

② 将豆腐块装蒸盘，撒上茯苓粉、盐，浇上蛋清，摆上香菇片、胡萝卜片、松子仁，入蒸锅用大火蒸10分钟，取出。

③ 将清汤、盐、黄酒、水淀粉倒入锅内，烧沸后勾芡，浇在豆腐上即成。

（功效）豆腐清热，茯苓渗水湿，香菇滋补。本菜具有健脾化湿、防止肥胖、控制血糖等食疗功效，适用于湿热引起的肥胖、糖尿病。

藕丝薏米绿豆汤

（原料）绿豆100克，薏米100克，莲藕300克，盐（或白糖）适量。

（做法）① 绿豆、薏米分别洗净，用清水浸泡二三小时；莲藕去皮，洗净后刨成细丝。

② 汤锅加水烧沸，绿豆、薏米、莲藕同置锅中，煮至豆、米熟烂。

③ 往锅中放入盐（或白糖），搅匀即成。

（功效）莲藕、绿豆均为祛湿解暑、清热的佳品，绿豆、薏仁均能利湿。本汤经常食用，能除湿热，为湿热型体质者夏季滋补之佳品。

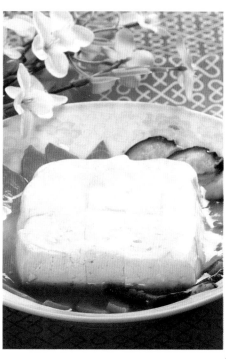

丝瓜炖豆腐

原料 北豆腐 250 克，丝瓜 100 克，酱油、盐、葱末、香油各适量。

做法 ① 豆腐洗净，切成小块，用沸水焯一下，捞出用凉开水浸凉，沥水；丝瓜去皮，洗净，切滚刀块。

② 炒锅放油烧热，倒入丝瓜块煸炒至发软，加入清水、酱油、盐、葱末，沸煮片刻。

③ 往锅中放入豆腐块，炖 10 分钟至豆腐鼓起，淋入香油即成。

功效 豆腐性凉，和中益气，用于热病、口臭等最宜；丝瓜性凉，通血脉，清湿热，下小便。本菜适用于湿热引起的白带增多、小便不利等。

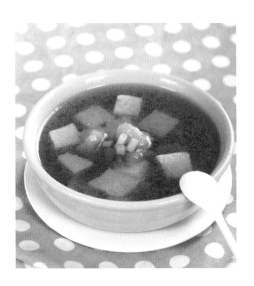

红豆汤

原料 红豆 500 克，白糖 200 克。

做法 ① 红豆洗净，加水适量，用大火煮沸。

② 改用小火焖至红豆酥烂，再加白糖煮至化开后即可。

功效 红豆利水消肿，解毒排脓；白糖和中益脾，舒肝润肺。本汤利水，适用于湿热型体质产生的水肿症。

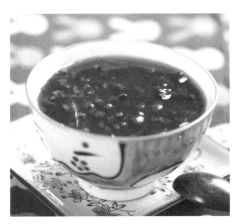

山药薏米羹

原料 薏米 30 克，山药 100 克，燕麦片 10 克，枸杞子 3 克，粳米 25 克。

做法 ① 薏米洗净，用清水浸泡 2 个小时；枸杞子洗净，用清水泡 10 分钟；山药去皮，切菱形块，泡入水中。

② 薏米、粳米置入锅中，加水适量，煮沸后倒入山药块。

③ 锅再次烧沸，煮至山药、薏米熟烂，加入燕麦片，稍煮，撒上枸杞子即成。

功效 薏米有利水消肿、舒筋除痹、清热排脓的食疗功效；山药益气、健脾肾；燕麦滋养脾胃。常食本羹可润养五脏、除湿、消斑除皱。

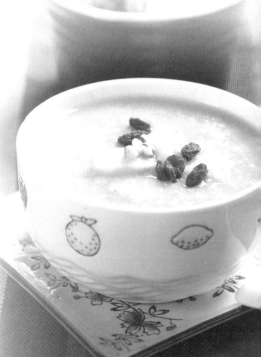

粗粮粥

原料 荞麦50克，燕麦50克，小米50克，花生米20克，红枣适量。

做法 ① 荞麦、燕麦、花生米、小米分别洗净，前三味用水浸泡2小时；红枣洗净，去核。
② 所有原料入锅，加水适量，先用大火煮沸，再用小火慢熬至粥熟即成。

功效 荞麦厚养肠胃，除湿止痢；花生养血润肺；燕麦、小米滋补肠胃，益气消脂。常食本粥，可以除湿热型腹泻，降脂减肥。

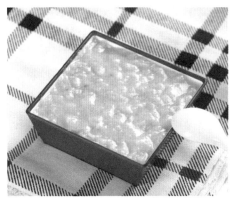

荞麦胡萝卜粥

原料 荞麦面50克，胡萝卜100克，白糖少许。

做法 ① 胡萝卜洗净，去皮，切小丁。
② 汤锅中加水烧沸，入胡萝卜丁煮至八分熟。
③ 荞麦面加少许水调成面糊，倒入汤锅中，煮开后放入白糖调味即成。

功效 荞麦味偏酸，是养肝益气之品；胡萝卜补肝明目，亦有清热解毒、透疹之功。本粥适用于湿热引起的肝病。

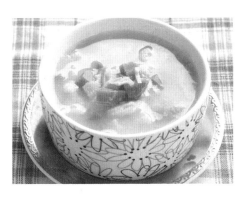

牛奶红豆汤

原料 红豆300克，鲜牛奶1000毫升，白糖适量。

做法 ① 红豆淘洗干净，用水泡2小时。
② 红豆入锅，加水适量，先用大火烧沸，再改小火煮40分钟。
③ 往锅中倒入鲜牛奶，煮沸后入白糖调味即成。

功效 红豆渗水利湿，牛奶性偏寒，润五脏，补虚损。本汤具有祛痘美容的食疗效果，适用于湿热型体质。

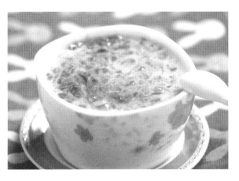

绿豆豌豆粥

原料 粳米100克，绿豆50克，豌豆50克，白糖20克。

做法 ① 绿豆、粳米淘洗干净，分别用冷水浸泡涨发，捞出沥水；豌豆洗净，水焯至熟，备用。
② 锅加水1500毫升，放入绿豆煮沸，加入豌豆、粳米，煮至粥将成时，放入白糖稍煮即成。

功效 豌豆利水下湿，绿豆消肿通气。本粥夏季食用尤宜，可除烦止渴，助湿热型体质的人消暑。

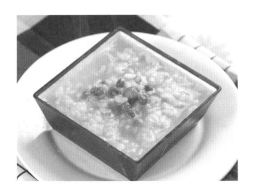

气郁型体质

一些人动不动就发脾气，或者整天心事重重，愁眉苦脸，而且他们经常胸胀痛、头晕。这些人的体质大抵属于气郁型体质。

气郁型体质成因

1. 父母遗传，先天性忧郁。

2. 曾经受到过严重的惊吓。

3. 工作中承受的压力较大，精神高度紧张。

4. 生活中曾经历过不良生活事件的打击，例如父母离异、寄人篱下等。

5. 对自己和他人过度要求完美，思虑忧郁过度。

气郁型体质特征

形体多消瘦，面色萎黄或晦暗；性情急躁易怒，或忧郁寡欢；胃肠不爽，胃气上逆；多胸肋胀痛、窜痛，女性乳房、小腹多胀痛，月经不调，痛经；气机逆行，头部常眩晕、疼痛，咽部不适。气郁型体质的人易患忧郁症、肝病、失眠、慢性咽炎、惊恐症等。

饮食原则

中医认为，肝主气，气郁、气滞则失养；"气为血之帅"，血液流动需靠气驱动，气滞则血滞、血瘀，故胸、腹、头多发痛症。因此，气郁型体质调理应以疏肝理气、开郁散结为主，日常饮食多吃行气调肝、健脾养心的食物，少吃酸涩、冰冷以及肥甘厚味的食品，忌食辛辣之品。

五谷杂粮代表：粳米、小麦、麦芽、荞麦、莲子、刀豆、黄豆、豆豉等。

搭配食材：柑橘、萝卜、韭菜、蘑菇、海带、芹菜、菠菜、蒜苗、洋葱等。

疏肝理气中药：香附、乌药、小茴香、青皮、郁金、佛手、玫瑰花等。

不宜多吃的食物：乌梅、石榴、青梅、杨梅、草莓、酸枣、李子、辣椒、咖啡等。

 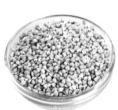 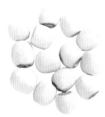 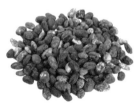

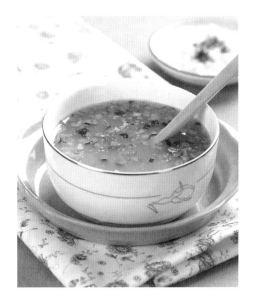

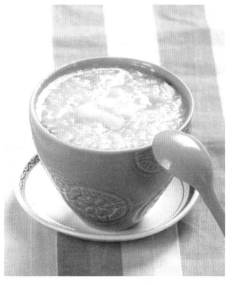

橘皮粥

原料 橘皮 50 克，粳米 100 克。

做法 ① 橘皮研细末，备用；粳米淘洗干净。
② 粳米入锅，加水煮粥，将熟时加入橘皮，再煮 10 分钟即成。

功效 橘皮理气调中，用于胃腹胀满；粳米健脾益气。本粥对气机郁滞在中焦，症见脘腹胀满、不思饮食有食疗作用。

甘麦红枣汤

原料 浮小麦 50 克，红枣 10 颗，甘草 10 克，粳米 200 克。

做法 ① 甘草水煎取汁；浮小麦、红枣、粳米分别洗净。
② 甘草汁中放入浮小麦、红枣先煮 30 分钟，再加粳米，煮成粥状即可。

功效 浮小麦调心安神，红枣健脾安神，甘草补脾益气，缓急止痛。本粥适用于气郁型体质，症见精神恍惚、时常悲伤欲哭、失眠盗汗。

萝卜粥

原料 萝卜 250 克，粳米 100 克。

做法 ① 萝卜洗净，切小块，一半捣烂取汁；粳米淘洗干净，清水浸泡 5 分钟。
② 粳米与萝卜汁和萝卜块同入锅中，先用大火煮沸，再改用小火煮至米熟烂汁稠，即可食用。

功效 粳米健脾胃，益气调中；萝卜行气，消食利膈。本粥最宜女性经常食用，用于改善肝胃气不舒引起的腹胀、呃逆、食不消化，亦可缓解经前乳房胀痛、痛经。

百合莲子汤

原料 干百合 100 克，干莲子 75 克，冰糖 75 克。

做法 ① 百合浸泡 12 小时，冲洗干净；莲子浸泡 4 小时，冲洗干净。
② 百合、莲子同置锅中，加水适量，先用大火煮沸，加入冰糖，再改小火煮 40 分钟即成。

功效 莲子性味甘平，有养心之功；百合清火安神。本汤具有安神养心、健脾和胃的食疗功效，适用于气郁引起的精神不安。

葱白豆豉豆腐汤

原料 嫩豆腐 250 克，豆豉 12 克，葱白段 15 克。

做法 ① 豆腐冲洗干净，切块；豆豉冲洗干净。
② 豆腐、豆豉、葱白段一起放入砂锅中，加水适量，煮沸后用中火炖 5 分钟即成。

功效 豆豉有散风解郁、散寒宣肺的功效；豆腐清热解毒；葱白发汗解热。本汤可改善气郁之头痛、风寒咳嗽。

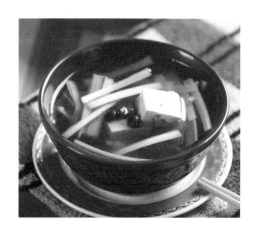

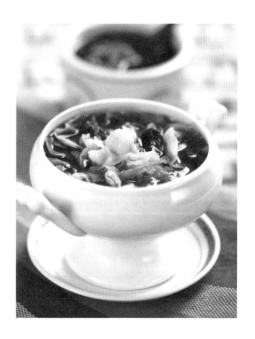

佛手粥

原料 佛手 15 克，粳米 100 克，冰糖适量。

做法 ① 佛手煎汤，去渣取汁；粳米淘洗干净。
② 粳米、冰糖同置锅中，加水适量煮粥，粥成时加入佛手汁，稍煮即成。

功效 佛手是疏肝理气的良药，可止胃痛、胸胀痛；粳米调中益气。本粥可辅助食疗肝气不舒引起的胃腹胀痛。

桂圆莲子汤

原料 桂圆 8 颗，红枣 10 颗，莲子 20 颗，银耳 5 克，红糖 15 克。

做法 ① 银耳泡发，去除黄根；莲子洗净，泡发；红枣、桂圆分别洗净，红枣用水浸泡。
② 莲子、桂圆、红枣、银耳共置锅中，倒入适量清水，先用大火煮沸，再改小火炖煮至熟。
③ 往锅中加入红糖，调匀即成。

功效 桂圆壮阳益气，补益心脾，养血安神，可改善贫血、心悸、失眠、健忘、神经衰弱；莲子降火去热，调养心神。经常服食本汤，可宁心养神，改善睡眠质量。

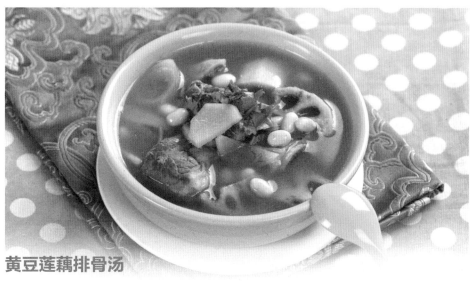

黄豆莲藕排骨汤

原料 黄豆 50 克，排骨（大排）200 克，莲藕 50 克，香菜、盐、花椒粉、高汤、黄酒、生抽、醋、葱段、姜片各适量。

做法 ① 排骨洗净，斩成段；莲藕去皮，洗净，切块；黄豆洗净，浸泡 3 小时。

② 炒锅放油烧热，倒入排骨段翻炒，放黄酒、生抽、高汤、花椒粉、葱段、姜片、黄豆、醋、藕块，煮沸后倒入砂锅中。

③ 炖至肉烂，放盐调味，出锅时撒入香菜即成。

功效 黄豆宽中下气；莲藕健脾止泻，用于胃纳不佳、食欲不振；排骨滋阴益血；香菜亦有醒脾和中、消食下气的功效。常食本汤能导气下行，消胃胀，强食欲。

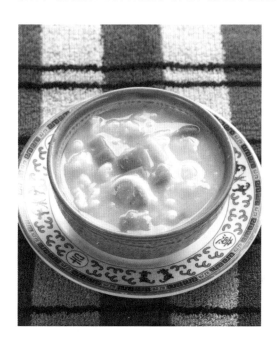

荞麦面疙瘩汤

原料 荞麦面 200 克，胡萝卜 1 根，牛蒡 50 克，南瓜 60 克，葱末、黄酒、酱油、盐各适量。

做法 ① 胡萝卜洗净，切成丁；牛蒡洗净；南瓜去皮，洗净，切成块。

② 锅内加水，入胡萝卜丁、牛蒡、葱末、南瓜块共煮，煮沸加黄酒、酱油。

③ 荞麦面加水少许，抖成面疙瘩，倒入沸腾的汤锅中，煮熟后放盐调味即成。

功效 荞麦具有抗炎、止咳、祛痰、理气的作用；胡萝卜理气健脾胃；牛蒡疏风宣肺，解毒利咽。常食本汤能疏肝行气，解郁。

特禀体质

一些人容易过敏，每到春暖花开的季节，闻到花粉气息，或者接触到其他致敏原，就会出现哮喘、鼻炎、皮肤瘙痒等过敏症状。这类人大体上属于特禀体质。特禀体质包括过敏、先天性畸形、生理性缺陷等。

特禀体质成因

1. 先天性遗传，与父母基因、身体健康状况密切相关。

2. 接触过敏原，例如花粉、花生、荞麦等。

3. 特殊环境，例如忽冷忽热，导致身体体质发生改变，形成过敏体质，产生湿疹等过敏性皮肤病。

特禀体质特征

过敏体质者易患哮喘、荨麻疹、花粉症及药物过敏等；患有遗传性疾病的人，例如血友病，机体功能不正常，也易形成特禀体质。总之，特禀体质者普遍对外界环境适应能力较差，是最为特殊的一种体质。

饮食原则

过敏体质的人在饮食上宜清淡、均衡，粗细搭配适当，少油腻。多食益气固表的食物，少吃致敏的食物以及辛辣、腥膻之物。造成人体过敏的物质有很多种，致敏物也因人而异，因此，一旦找到致敏原因，就应禁食相应的食物。另外，过敏体质的人应按时起卧，保证睡眠良好；保持心情舒畅，不急躁。

五谷杂粮代表：小米、粳米、糙米、豆浆、土豆等。

搭配食材：菜花、胡萝卜、金针菇、洋葱、葱、柑橘、红枣、苹果等。

益气固表中药：黄芪、白术等。

不宜多吃的食物：花生、荞麦、蚕豆、白扁豆、羊肉、鹅肉、虾、蟹、酒、辣椒、浓茶、蜂蜜等。

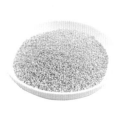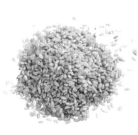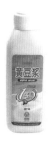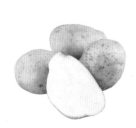

固表粥

原料 粳米 100 克，乌梅 15 克，黄芪 20 克，当归 12 克，冰糖适量。

做法 ① 乌梅、黄芪、当归放入砂锅中，加水烧沸，改小火熬煎浓汁，取汁；粳米淘洗干净。
② 用药汁、粳米共煮粥，粥熟后放入冰糖调味，趁热食用。

功效 本粥有养血消风、扶正固表的食疗效果，可缓解各种外源性过敏。

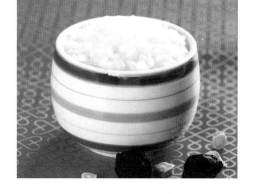

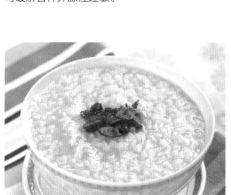

红枣粥

原料 粳米 30 克，红枣 15 颗。

做法 ① 红枣洗净，去核，切丁；粳米淘洗干净。
② 粳米与红枣同置锅中，加水适量，煮至粥熟即成。

功效 常食本粥补脾和胃、益气生津，适用于过敏性紫癜。痰湿者不宜食用。

葱白红枣鸡肉粥

原料 粳米 100 克，连骨鸡肉 100 克，红枣（去核）10 颗，姜片、香菜、葱白、盐各适量。

做法 ① 粳米、红枣、连骨鸡肉分别洗净；香菜、葱白分别洗净，切末。
② 鸡肉、姜片同置锅中，加水适量，先用大火煮沸，再入粳米、红枣熬煮。
③ 粥熟时，放入盐、葱末、香菜末调味。

功效 本粥适用于过敏性鼻炎，症见鼻塞、喷嚏、流清涕。

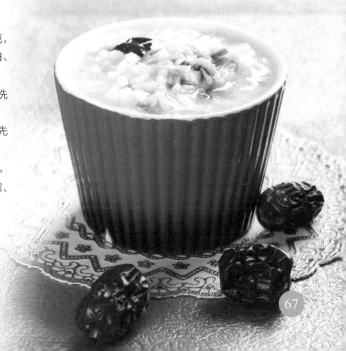

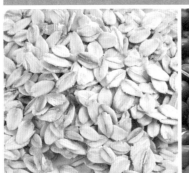
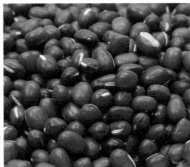
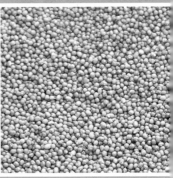

扫码收听
本章附赠音频课

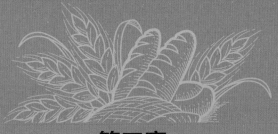

第三章

不同人群进食五谷有讲究

婴幼儿宜吃哪些五谷杂粮？

儿童少年宜吃哪些五谷杂粮？

青年人宜吃哪些五谷杂粮？

......

本章从不同人群膳食保健角度入手，

详解五谷杂粮食用方案。

婴幼儿宜食的五谷杂粮

婴幼儿指的是 0~3 岁的孩子。孩子出生后的 6 个月内，一般以母乳、奶粉喂养，无法进食五谷杂粮。6 个月以后，随着胃肠的生理功能逐渐增强，就可以喂食米粉等辅食了。宝宝长到 3 岁时，大多数五谷杂粮都可以吃了。

五谷饮食原则

以谷类为主

婴幼儿每年身高可长约 7 厘米，生长较快，对能量需求旺盛，而且他们的消化系统不健全，吃进去的食物并不能完全消化吸收，所以每日必须保证充足的碳水化合物供给。一般来说，婴幼儿对碳水化合物需求量为每千克体重 10~12 克，单位体重的需求量远远高于成年人。补充碳水化合物以易消化的谷物为主，例如米粉、米粥等，杂粮为辅。

循序渐进

婴幼儿摄食五谷应按照循序渐进的原则。婴幼儿长到 6 个月时，可开始尝试添加辅食，例如米粉，米粉调制应稀薄，等孩子适应了，再调稠。7 个月以后，婴幼儿每天可以吃一点米粥、面条，为了满足营养的需要，粥中应加入鸡蛋、鱼肉等。12 个月后，婴幼儿可以逐步断奶了，并能吃馒头、花卷、馄饨、小包子等食物。

科学搭配

婴幼儿吃五谷杂粮，应注意与奶、蛋、蔬菜、水果以及肉等的搭配。比如婴幼儿刚开始只能吃米粥，待消化能力增强，可在米粥中加入蔬菜、水果、蛋、肉糜等。

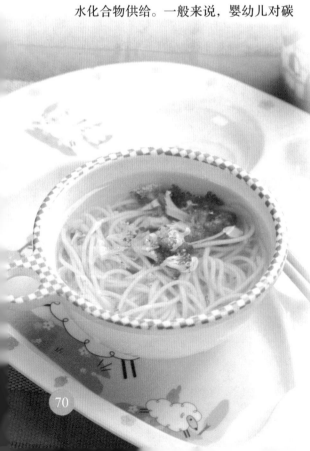

小米

小米熬粥易于人体消化吸收，并有健脾和胃、益脑健智的功效，是婴幼儿滋补的佳谷。

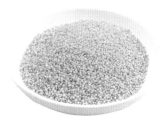

粳米

粳米含有丰富的蛋白质、维生素 B_1 等营养成分，而且能养脾胃，适合婴幼儿食用。例如煮粳米粥，或者在粥中加些土豆泥等搭配食用。

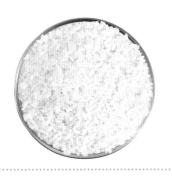

黄豆

黄豆含有丰富的优质蛋白质，且含铁、锌等矿物质丰富，非常有利于儿童身体发育及智力发育。但是黄豆能致人腹胀，对婴幼儿影响更大。因此，在宝宝1周岁前尽可能不要食用豆制品，1周岁后也要少食豆浆；豆腐、豆皮、豆腐脑等则可以吃一些。

小麦

小麦具有补虚、厚肠胃、强气力的功效，适合正在长身体的婴幼儿食用。小麦宜磨成面粉，制成面条等宜消化的食物。

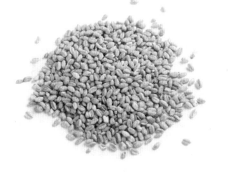

土豆

土豆含有丰富的碳水化合物、蛋白质、膳食纤维、矿物质等成分，有"地下苹果"的美誉，易消化，是婴幼儿比较理想的食物。婴幼儿6个月大后就可以吃土豆了，例如土豆泥。土豆要选择无腐烂、发芽的，以保证孩子身体安全。

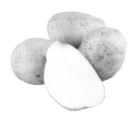

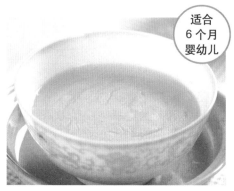

适合
6 个月
婴幼儿

胡萝卜粥

原料 粳米粥 50 克，胡萝卜 1/6 根，香油少许。

做法 ① 胡萝卜洗净，去皮，切成小粒，装入碗中，上蒸锅蒸熟，然后碾成泥状，再滴入香油。

② 粳米粥加热，放入胡萝卜泥即成。

功效 本粥味道清香，粳米能强体助长，胡萝卜富含胡萝卜素，可助婴幼儿视觉神经发育。

小米糊

原料 小米适量。

做法 ① 小米用料理机磨成米粉。

② 取小米粉适量，用少量冷水调成米糊。

③ 锅中加水适量，大火烧沸，倒入米糊，边煮边搅，沸煮 10 分钟即成。

功效 本米糊易消化吸收，能促进婴幼儿肠胃功能发育。

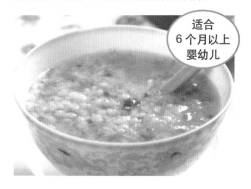

适合
6 个月以上
婴幼儿

鸡肝芝麻粥

原料 粳米 100 克，鸡肝 15 克，鸡架汤 15 毫升，酱油、熟芝麻各少许。

做法 ① 鸡肝洗净，入沸水中余一下，除去血污，然后再换水煮 10 分钟后捞起，放入碗内捣碎。

② 鸡架汤放入锅内，加入鸡肝碎，煮成糊。

③ 粳米淘洗干净，加水煮成粥。

④ 鸡肝糊倒入粥中，调入酱油、熟芝麻即成。

功效 本粥富含蛋白质、维生素及钙、磷、铁、锌等成分，可促进婴幼儿健康。

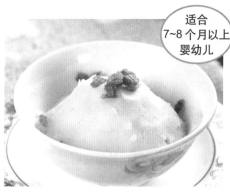

适合
7~8 个月以上
婴幼儿

葡萄干土豆泥

原料 土豆半个，葡萄干 20 粒。

做法 ① 土豆加水煮熟，捞出去皮，碾成土豆泥。

② 葡萄干用温水泡软后，剁碎。

③ 锅中放入土豆泥、葡萄干碎，加水适量，煮沸即成。

功效 本菜能增强婴幼儿的体质。葡萄干含铁较丰富，能防治贫血。

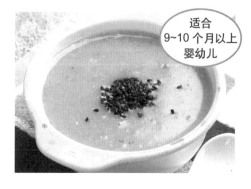

适合
9~10 个月以上
婴幼儿

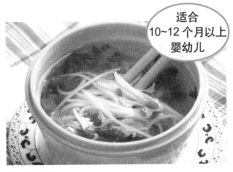

适合 10~12 个月以上 婴幼儿

菠菜面

原料 细面条 10 克，西红柿半个，菠菜叶 3 根，肉汤半碗，葱末少许。

做法 ① 西红柿洗净，去皮、切碎；菠菜叶洗净，切碎。

② 锅内倒入油少许，用葱末炝锅，再倒入肉汤和水，大火烧沸后倒入西红柿略煮。

③ 面条入锅，八成熟时加入切碎的菠菜，煮至面条熟烂即成。1 岁以上的宝宝可加盐少许。

功效 本面汤易消化，可助婴幼儿骨骼成长，消除营养不良。

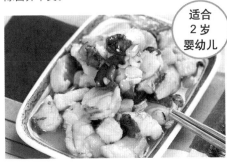

适合 2 岁 婴幼儿

松子鱼

原料 松子 50 克，黑鱼 200 克，蛋清、淀粉、盐、白糖、香油、水淀粉适量。

做法 ① 鱼肉去皮，切成小块，用盐、蛋清、淀粉抓匀。

② 炒锅放油烧热，下鱼块滑透，捞出，再放入松子炸酥捞起。

③ 锅内留少许底油，加清水、盐、白糖烧开，用水淀粉勾芡，放入鱼块、松子翻匀，淋入香油即可。

功效 松子和黑鱼均为健智益脑、强身之品，营养丰富，有助于小儿成长。

南瓜饼

原料 面粉 30 克，南瓜泥 45 克，白糖 15 克。

做法 ① 南瓜泥、面粉、白糖搅拌，制成小饼生坯。

② 平锅内放油烧热，摊入小饼，煎熟即成。

功效 本饼富含类胡萝卜素、矿物质、果胶等成分，可为婴幼儿补充成长所需的营养。尤其是果胶，能保护肠黏膜，促进肠蠕动。

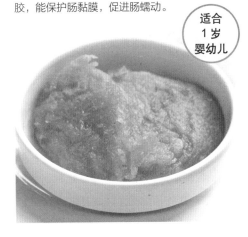

适合 1 岁 婴幼儿

羊骨粥

原料 羊骨 500 克，粳米 50 克，盐、姜粒、葱白末各适量。

做法 ① 粳米淘洗干净；羊骨洗净，捣碎，加水煎汤，然后取汤与粳米煮粥。

② 粥将成时，放入盐、姜粒、葱白末，稍煮片刻即可。

功效 本粥健脾胃，强筋骨，有助于改善婴幼儿贫血。

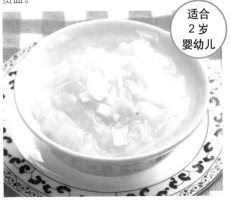

适合 2 岁 婴幼儿

儿童少年宜食的五谷杂粮

儿童少年是人类成长中的一个特殊时期，是身体、智力发育的黄金时代，科学合理的五谷膳食非常关键。

五谷饮食原则

粗粮为辅

儿童少年正是长身体阶段，营养需求旺盛，超过成年人，每天不能缺少粳米、白面以及粗粮。不过，粗粮中含膳食纤维较丰富，膳食纤维进入肠道后，会对钙、铁等矿物质的吸收有一定影响。另外，粗粮不易于消化。因此，少年儿童日常饮食以细粮为主，粗粮为辅，粗粮每天不超过100克为宜。

壮骨食物常吃

骨骼的发育离不开蛋白质、钙、磷、铁等"造骨"物质，豆类及其制品、坚果类食物含蛋白质较丰富，米、麦多含矿物质，因此，这些五谷杂粮应该是饭桌的常客。每天食用应为50~100克。

此外，牛奶、鱼、肉、海鲜、蛋类等也是补益骨骼的重要食物，应与五谷杂粮搭配食用。

保护视力很关键

儿童少年是人生重要的学习阶段，用眼卫生最重要，否则易发生近视。因此，除了科学用眼、常做眼睛保健操之余，还要吃一些养肝明目的食物，例如玉米、核桃仁、黑豆、芝麻、松子等，同时猪肝、羊眼、枸杞子等明目之品也不能少。

益智健脑

吃益智健脑食物，可助儿童少年提升记忆力，提高学习成绩，变得更聪明。五谷杂粮中健脑食物有豆类及其制品、燕麦、核桃仁、豌豆等。

黑豆

黑豆营养价值与黄豆相当，但黑豆富含花青素，花青素有抗氧化作用，可以补益人体，调节人体免疫力。黑豆还含有多糖等成分，可以促进骨骼生长，补血活血。

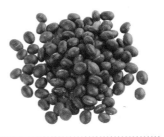

玉米

玉米含谷氨酸较高，有助于脑细胞代谢，特别是常食鲜玉米，可益智健脑。玉米还富含胡萝卜素、黄体素、玉米黄质等成分，是明目的佳品。

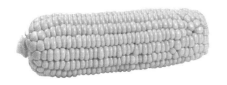

核桃

核桃是历代滋补佳食，富含蛋白质、不饱和脂肪酸、B族维生素等营养成分，它们皆是营养大脑组织的重要物质，促进大脑代谢，增强脑功能，故有健脑、增强记忆力等作用。孩子学习疲劳后，生嚼几个核桃仁就可以解乏。

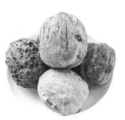

松子

松子特别适合学习期的少年常食。松子含油脂量非常高，常食可以增肥补虚。油脂多为不饱和脂肪酸，可以增强脑细胞代谢，维护脑细胞功能和神经功能。松子中谷氨酸的含量超过16%，谷氨酸也是一种健脑成分，可以增强记忆力。松子中的磷、锰亦是脑细胞健康发育不可缺少的营养物质。

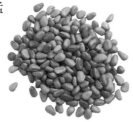

豌豆

豌豆是护眼佳食，每百克含胡萝卜素220微克。胡萝卜素进入人体后，可以转化成维生素A，再经人体生化反应，可以生成视黄醇等物质，起到明目、预防夜盲症等食疗作用。另外，豌豆还可养护脾胃。少年儿童脾胃好，消化吸收好，身体才会日渐强壮。

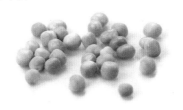

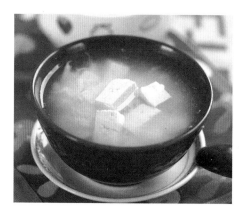

豆腐蛋汤

(原料) 豆腐 200 克，蛋黄 2 个，高汤 500 毫升。

(做法) ① 豆腐洗净，切小块。

② 取一汤锅，倒入高汤，放入蛋黄，煮沸后放入豆腐块，稍煮即成。

(功效) 豆腐富含人体必需的 8 种氨基酸；鸡蛋富含维生素和铁、钙、钾等矿物质。常食本汤有助身体发育，并有益于脑神经发育。

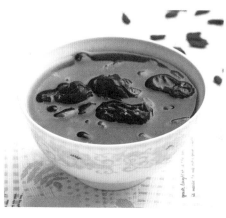

黑豆枸杞粥

(原料) 黑豆 100 克，枸杞子 3~5 克，红枣 5 颗。

(做法) ① 黑豆去杂，洗净，用清水浸泡 4 小时；枸杞子洗净；红枣洗净，去核。

② 黑豆、枸杞子、红枣同置锅中，加水适量，用大火煮沸，再改用小火熬至黑豆烂熟即可食用。

(功效) 黑豆、枸杞子均有滋肝明目的功效。本粥最宜青少年食用，常食可改善眼睛疲劳、视力模糊。

咸蛋黄烘玉米

(原料) 鲜玉米粒 250 克，咸鸭蛋黄 100 克，火腿、胡萝卜各 50 克，淀粉、盐各适量。

(做法) ① 胡萝卜洗净，切丁，入沸水中焯至变色，捞出沥水；火腿切丁。

② 鲜玉米粒洗净，入沸水中焯至八成熟，捞出沥水，加少许淀粉搅拌均匀，再入热油锅中炸至金黄色，捞出沥油。

③ 炒锅内留底油少许，放入咸鸭蛋黄炒至起泡，倒入玉米粒翻炒至均匀，再放入胡萝卜丁、火腿丁、盐，炒匀即可。

(功效) 玉米含胡萝卜素等，有助于保护视力；鸭蛋、火腿营养丰富，能补益蛋白质、钙等。青少年常食，可助生长、预防近视。

五谷酸奶豆浆

(原料) 黄豆 40 克，粳米、小米、小麦仁、玉米糁共 30 克，纯酸奶 100 毫升。

(做法) ① 黄豆洗净，用清水浸泡 6~8 小时。

② 粳米、小米、小麦仁、玉米糁和泡好的黄豆混合，放入全自动豆浆机杯中，加水适量，搅打成豆浆。

③ 倒出豆浆，放凉后加入纯酸奶，拌匀即可。

(功效) 黄豆和谷物都是儿童少年长身体的有益食物，酸奶营养价值高，助消化。本豆浆营养全面，易吸收。

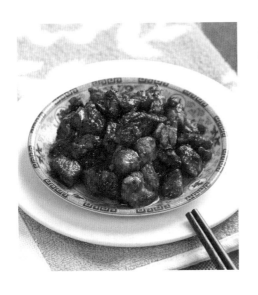

桃仁鸡丁

原料 核桃仁 25 克,鸡肉 100 克,鸡蛋(取蛋清)1 个,黄瓜 25 克,葱末、姜末、黄酒、盐、味精、淀粉、水淀粉各适量。

做法 ① 鸡肉洗净,切成丁,用蛋清、盐、味精、黄酒、淀粉拌和上浆;黄瓜切丁;核桃仁去皮,炸熟。

② 炒锅放油烧热,放入鸡丁滑熟,捞出控油。

③ 原锅留底油,放葱末、姜末煸香,下鸡丁、黄瓜,放盐调味,放入核桃仁翻炒,用水淀粉勾芡出锅。

功效 核桃富含蛋白质、脂肪酸、维生素等,健脑抗疲劳;鸡肉易消化,能增强体力,补虚活血脉。本菜具有益智补脑,补血强身的食疗价值。

五彩缤纷

原料 鲜豌豆 100 克,甜玉米粒 100 克,红菜椒 1 个,黄瓜 150 克,松子仁 10 克,白醋、盐、香油各适量。

做法 ① 红菜椒洗净,去籽,切成小丁;黄瓜洗净,去蒂,切丁。

② 锅中加水烧沸,放入豌豆焯熟,捞出用冷水冲凉,沥干水分。

③ 将熟豌豆、甜玉米粒、黄瓜丁、红菜椒丁、松子仁装入大碗中,调入白醋、香油、盐,拌匀即成。

功效 豌豆能调节人体免疫力;松子仁富含蛋白质、不饱和脂肪酸,助身体成长。本菜颜色及营养十分丰富,可增进青少年食欲,促进生长发育。

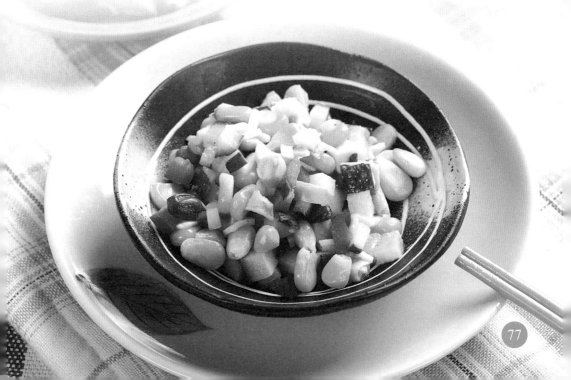

青年人宜食的五谷杂粮

人步入青年后，会慢慢迎来工作和生活的挑战，需要独立生活，从事工作和劳动；需要结婚生子，组建新的家庭；需要照顾父母。青年阶段是人生最需要活力、奋斗的阶段，这一阶段饮食健康非常重要。

五谷饮食原则

保护肺脏

人到 25 岁时，肺功能达到顶峰，到 30 岁时，肺活量开始下降。到 40 岁时，随着肺功能减弱，呼吸肌肉和胸腔变得僵硬，人开始出现气喘吁吁的问题。所以，养肺从青年就应开始。养肺除经常参加锻炼外，还应常吃青稞、糯米、杏仁、黑芝麻、芸豆、山药、核桃、荞麦等五谷杂粮。

给精神减压

社会竞争激烈，青年人生活和压力非常大，常会出现疲劳、失眠等。与此同时，大脑中枢神经细胞从 20 岁时开始逐年减少，人的记忆力、协调性及大脑功能必然下降。

改善大脑神经，除自我减压调适外，应常食抗疲劳的杂粮，例如莲子等。同时，从营养的角度来讲，应多补充蛋白质、碳水化合物、钙等营养元素补益脑细胞。自然，蛋、肉、奶等必不可少。

补充锌、叶酸

青年人面临着生育，繁衍下一代的责任。为保护生殖健康，提升生育能力，日常膳食中应补锌、维生素 E、叶酸等营养素。锌被称为"生命之花"，参与着男性精子的生成、成熟和获能的过程。一旦缺锌，精子便会出现数量减少、活力下降等，甚至导致男性不育。含锌丰富的五谷杂粮有南瓜子、葵花子、糙米、豆类等。另外，生菜、龙须菜、芦笋、菠菜、西红柿、胡萝卜、动物肝脏等含锌也较多。

叶酸既能提高男性精子质量，又是女性孕前 3 个月必补的营养素，每天补充 400 微克，可以预防胎儿发育畸形。五谷杂粮中，特别是坚果、豆类叶酸含量丰富。富含锌和叶酸的食物宜搭配食用。

青稞

青稞富含 β – 葡聚糖成分，能提高身体抗病能力，改善生理不良状况；所含 B 族维生素超过大多谷粮，可以养护神经，增强体力。《本草拾遗》认为，食用青稞可以壮精益力，抗疲劳乏力。

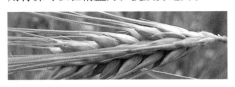

杏仁

杏仁富含蛋白质、维生素 E、锌等营养素，可预防高血压、高脂血症等慢性疾病，还能美容养颜。杏仁入药有润肺、止咳的功效。常食杏仁既不会增肥，又能起到保健养生效果。

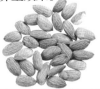

芸豆

芸豆富含蛋白质、钙、铁等营养素，可滋补脾胃，强肾壮身。芸豆还含有皂苷、尿素酶等成分，可激活淋巴 T 细胞，调节人体免疫力。常食芸豆还能益肺补气，可用于缓解气喘。

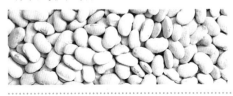

西米

西米的主要成分为碳水化合物、B 族维生素，性味甘、温，补脾、养胃、健肺的作用很强，肺气虚者宜食。西米还能美容养颜，受许多青年女性喜爱。

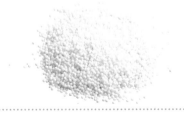

莲子

莲子富含蛋白质、脂肪、钙、磷和钾等，可调养五脏不足，通利血脉。磷能维持身体酸碱平衡，帮助男性精子形成。其所含的莲子碱能调节大脑神经，对青年男性滑精有食疗作用。

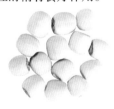

南瓜子

南瓜子富含锌，锌是男性精子生成的重要物质，补锌能改善精子成活数量，提升男性生育力，并能预防前列腺炎。每天食用一把南瓜子，有助于生殖健康！

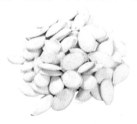

椰汁芒果黑糯米

原料 芒果1个，白糖30克，黑糯米250克，椰浆350毫升，盐少许。

做法 ① 黑糯米洗净，加水没过少许，浸3小时，放入电饭煲内，加入适量的水，焖成黑糯米饭，将白糖拌入饭内，待冷。

② 椰浆煮至微滚，放少许盐拌匀，待冷备用；芒果取肉待用。

③ 黑糯米饭先上碟，搭配芒果肉，淋适量的椰浆即可。

功效 糯米补虚。这道热甜品尤其暖胃，益气血。芒果的清甜夹着浓郁的椰香，与养血暖胃的黑糯米同食，口感极佳。

青稞馒头

原料 熟青稞粉70克，小麦面粉200克，酵母适量。

做法 ① 熟青稞粉、小麦面粉混合，加水适量，撒入酵母，和成面团，常温下发酵1个小时。

② 将发酵好的面团揉匀，分成5个小面剂，揉成馒头坯，上笼蒸熟即成。

功效 小麦、青稞均能强脾胃，补虚，蒸成馒头后，口感好，易消化，食用可助人身体强壮，远离疲劳。

花生米捞腐竹

原料 煮花生米100克，水发腐竹200克，香油、盐、味精、葱末、芹菜各适量。

做法 ① 将芹菜择洗干净，放入开水锅内焯一下，再用冷开水过凉，捞出，沥干水分，装入盘内。

② 将水发腐竹切段装盘。

③ 味精、盐用开水化开，浇在腐竹上，加入煮花生米，撒上葱末，淋香油拌匀即成。

功效 本菜为开胃凉菜，花生含锌丰富，常食可促进青少年的身体发育。

西米火龙果

原料 西米150克，火龙果1个，白糖100克，面粉20克。

做法 ① 西米用开水泡透蒸熟；火龙果对半剖开，取肉，切成小粒。

② 锅中加水烧沸，放入西米、火龙果粒、白糖一起煮开。

③ 面粉加少许水调成芡汁倒入锅内，勾芡后盛入火龙果外壳内即成。

功效 西米润肺止咳，火龙果富含多种维生素，可清除体内毒素。本品益肺养气，增食欲，最宜年轻女性食用。

【西米火龙果】

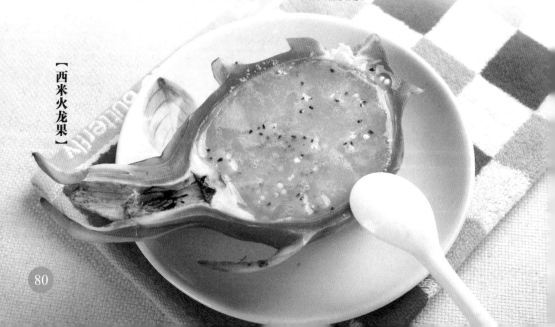

葡萄干葵花小面包

原料 小麦面粉 300 克，牛奶 165 毫升，葡萄干 30 克，蛋液 30 克，蜂蜜 45 克，盐 3 克，酵母 5 克，葵花子适量。

做法 ① 所有的原料（除葡萄干、葵花子外）共置面盆中，揉成面团，发酵至 2 倍大。

② 将发酵的面分成 9 份，揉面饧发 15 分钟。

③ 面包模子排在烤盘中，把面团剂子放入面包模子里，最后发酵至 2 倍大。

④ 在小面包表面刷一层蛋液（原料外），撒葵花子和葡萄干。将烤箱预热到 180℃，中层上下火烤 20 分钟即成。注意面包上色后盖上锡纸。

功效 小麦粉健脾胃，益气力；牛奶、葡萄干、蛋液等营养丰富，是滋补强身之品。本面包最宜身体虚弱、浑身乏力的人常食用。

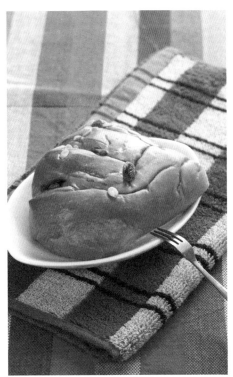

山莲葡萄粥

原料 莲子 50 克，山药 50 克，葡萄干 50 克，白糖适量。

做法 ① 莲子洗净；山药去皮，洗净，切片。

② 锅中加水烧沸，放入莲子、山药片、葡萄干，熬成粥时入白糖即成。

功效 山药性味甘平，益气养阴，补脾肺肾；莲子补脾止泻，养心安神；葡萄干益气强志，养心除烦。三者合食可补益心脾，改善烦躁失眠、身疲乏力、记忆力减退。

腰果汤圆

原料 腰果 50 克，糯米粉 200 克，白糖 20 克，熟猪油 25 克。

做法 ① 腰果放入热油锅中炸香，捞出，沥干油分；将炸好的腰果放案板上，碾成末。

② 将腰果末、熟猪油、白糖拌匀，调成馅料；糯米粉中加适量清水和成面团。

③ 用糯米面团做成剂子，包入馅料，揉成球。

④ 锅中加适量清水烧沸，下入汤圆，煮熟，盛入碗中即可。

功效 腰果富含锌和叶酸等，对生殖系统保健有食疗效果，适合育龄男女食用。

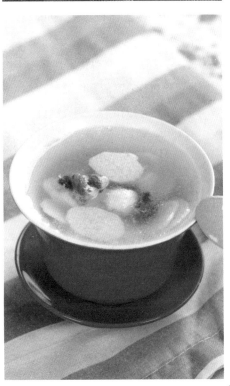

中年人宜食的五谷杂粮

中年人指 35~59 岁这一阶段的人群。尽管中年人看起来仍然精力充沛，外表依然年轻，但是身体器官及组织的衰老在加速。例如：心脏在 40 岁开始走下坡路，心脏输送血液功能下降；骨密度在 35 岁时开始下降。因此，人们应该经常吃一些抗衰的食物，让自己保持年轻态。

五谷饮食原则

调养心血管

步入中年后，人逐渐受到慢性病的威胁，例如高血压病、糖尿病、高脂血症、动脉硬化、脑卒中等。日常饮食应该增加杂粮的分量，例如高粱米、燕麦、大麦粉、玉米等，豆类、坚果、根茎类也不可少。它们多含有不饱和脂肪酸成分，能降低血脂，营养心血管。

此外，还要减少动物肝脏及猪肉、蛋黄等可致血脂升高的食物摄入。

有高血压倾向的人，平日可以适当吃一些利尿、高钾的食物，以起到降压的作用，例如玉米、红豆、蚕豆、土豆等。绿色果蔬多能保护心血管，每日膳食不可少。

补骨健齿

骨骼钙质流失加速，中年人骨质疏松的压力逐年加大，特别是女性，更年期的到来让骨骼变脆的速度更快。平日应多吃富含钙的食物，例如鱼、奶等，五谷杂粮中以黄豆、豇豆、芝麻、榛子、黑糯米等最为丰富。

滋养肾脏

50 岁时，肾脏开始衰老，肾脏过滤尿液的能力下降，人逐渐失去了夜间憋尿的能力，晚上需要多次起夜小解。

伴随着肾脏的衰老，前列腺也出现衰老的迹象，最明显的就是前列腺增生，将从只有一个核桃大增生到一个橘子那么大。

滋肾的五谷杂粮包括黑米、黑豆、芡实、栗子、山药等。

安全度过更年期

45 岁以后，大多数女人就进入更年期，卵巢功能衰退。更年期对女人健康影响很大，多会出现性情急躁、头晕眼花、心慌胸闷、忧郁多疑等自主神经紊乱问题。

因此，更年期女性宜吃小麦、莲子等调养心神之品，可搭配红枣、枸杞子、桂圆等同食。饮食应清淡，少油腻。

葛根

葛根富含黄酮类、葛根素等活性成分，有对抗高血压、高血脂、高血糖等作用。磨成粉常食能调节人体抗病功能，增强体质，被誉为"长寿粉"。

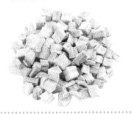

红豆

红豆含有丰富的皂角苷成分，具有较强的利水利尿作用，可消浮肿，对肾病有益。红豆所含膳食纤维丰富，可调节血压、血糖、血脂，预防"三高"症。

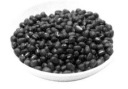

蚕豆

为心血管保健佳食。蚕豆中的维生素C、膳食纤维也均能降低人体内的胆固醇，延缓动脉硬化。常食有助于预防骨质疏松，并能起到增强记忆力的作用。

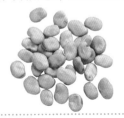

黑米

所含黄酮类、维生素C、花青素等成分，有益于保护心血管，延缓动脉硬化，增强心肌功能。黑米能暖身补肾、滑涩补精，中年人及病后体虚者尤宜食用。

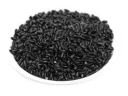

榛子

榛子能醒脾开胃，助人增食欲。富含脂溶性维生素，善补体虚。榛子含油脂量高，多为不饱和脂肪酸，常食能有效地防止心脑血管病的发生。榛子所含维生素E能抗衰、润泽肌肤。

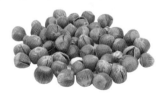

芡实

芡实自古以来就是滋补延寿食物，芡实味涩，能起到益肾固精、祛湿止带的食疗功效，可改善肾虚引起的遗精、腰膝痹痛、尿频及带下。

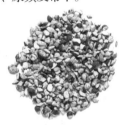

红豆薏米粥

原料 红豆20克，薏米20克，香米90克，红枣2颗。

做法 ① 红豆、薏米、香米混合后洗净，红枣切小粒。

② 将全部材料加适量水，用电锅煮熟成粥即可。

功效 红豆含铁丰富，且外皮含有皂苷，可降低血中胆固醇及中性脂肪的浓度，搭配薏米的膳食纤维，可吸附胆盐，有利于胆固醇的排除。具有补血利尿、强化心脏的食疗功效。

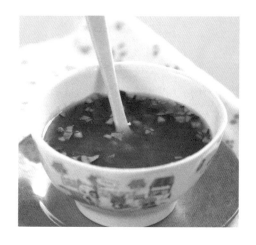

黑米蒸莲藕

原料 黑米100克，莲藕1节，白糖适量。

做法 ① 黑米淘洗干净，浸泡一夜。

② 莲藕洗净，去掉外皮，切去一头，用筷子将黑米填进藕孔里，然后将切下来的藕节复位，用牙签固定，上锅蒸熟。

③ 蒸藕放凉，切片，撒白糖即成。

功效 黑米是补肾的佳粮，莲藕蒸熟后性味甘温，能健脾开胃、益血补心。中年人常食用可强身壮肾。

玉绿茶

原料 绿茶10克，葛根10克，玉米须10克，大麦芽10克。

做法 ① 将绿茶外的所有原料同置锅中，加水1500毫升，大火煮开，3分钟后离火。

② 往锅中投入茶叶，浸泡5分钟即可饮用。茶喝完后可复加开水冲泡饮用。

功效 本茶能调理脾胃，绿茶、玉米须、葛根均能起到降脂降压的食疗作用，可以作为中老年人日常保健饮品。

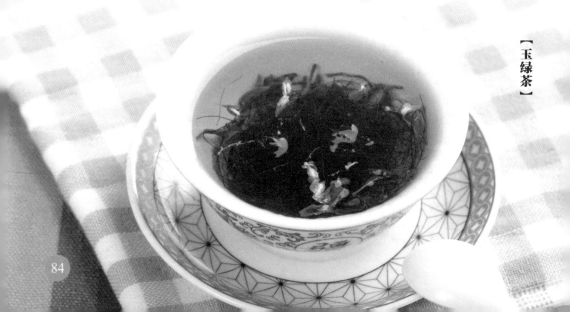

【玉绿茶】

红薯米糊

原料 红薯 400 克，大米 30 克，燕麦 20 克，白糖适量。

做法 ① 红薯去皮洗净，切成小块；大米用清水浸泡半小时，洗净；燕麦用清水淘洗干净。

② 将红薯与洗好的大米、燕麦一起放入全自动豆浆机中，加水到上、下水位之间，接通电源，按下"米糊"键，十几分钟后米糊就打好了。

③ 将打好的米糊按照自己口味加入适量的白糖即可食用。

功效 红薯含有独特的黄酮素成分，这种物质既能防癌又可抑制胆固醇的积累，能保持血管弹性，且红薯热量低，是中年人理想的减肥食物，与燕麦、大米做成糊，更能达显其独特的保健功效。

凉拌山药

原料 山药 250 克，油麦菜 200 克，胡萝卜 1/2 根，植物油 200 毫升（实耗 20 毫升），胡椒粉 2 克，酱油 3 毫升，醋 3 毫升，盐 3 克，味精 1 克。

做法 ① 山药洗净，去皮，切丝；胡萝卜洗净，切丝；油麦菜洗净，择叶铺于盘中。

② 锅中加适量油，烧五成热，放入山药丝炸至呈金黄色，捞出，放凉。

③ 把胡萝卜丝和山药丝放玻璃碗内，加胡椒粉、酱油、醋、盐、味精拌匀，堆放在油麦菜上。

功效 山药滋补肝肾，坚筋骨，长肌肉。本菜强健骨骼，骨质疏松患者宜常食。

玉米番茄汤

原料 鲜玉米粒 500 克，牛奶 30 毫升，西红柿 500 克，盐、水淀粉、香菜末各适量。

做法 ① 西红柿洗净，去皮，切丁。

② 玉米粒洗净，入冷水锅中，沸煮片刻，倒入西红柿丁，煮至沸后，倒入牛奶。

③ 加盐，用水淀粉勾稀芡，撒上香菜末即成。

功效 玉米、西红柿有降低血清中胆固醇的辅助食疗效果，常食有助于保护中年人的心脑血管。

荸荠百合汤

原料 荸荠 30 克，百合 5 克，雪梨 1 个，冰糖适量。

做法 ① 荸荠洗净，去皮，捣烂；雪梨洗净，去核，连皮切碎；百合洗净。

② 上三味共置锅中，加水煎煮，稍后入冰糖，煮至汤稠即成。

功效 荸荠和百合都有清热凉血的食疗功效，百合能养心神、润肺止咳。本汤可缓解上火或情绪激动，更年期女性可常食。

熟地黄芪芡实羹

原料 芡实 100 克，熟地黄 20 克，黄芪 20 克，蜂乳 20 克。

做法 ① 熟地黄、黄芪分别切片，用清水浸泡 30 分钟，入锅，水煎取汁。

② 芡实研捣成细粉，与药汁同置锅中，煮成羹，离火后调入蜂乳，搅匀即成。

功效 芡实味苦，养脾益肾，除湿止带；熟地黄性温，入肾经，能填精益髓。本粥滋养肝肾之阴，收涩止带，中老年女性宜常食。

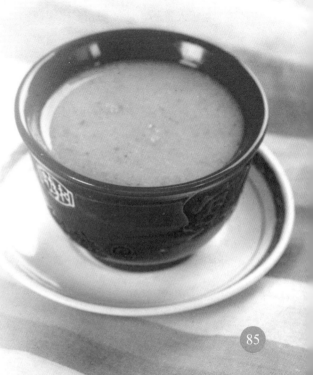

老年人宜食的五谷杂粮

人过60以后，步入老年。这时身体各器官衰老加速，夜尿、骨质疏松、牙齿脱落、"三高"症等问题可能越发明显。除了继续通过饮食对抗这些衰老之外，老年人还面临着诸多问题，例如肝脏衰老、便秘等。

五谷饮食原则

减轻消化负担

随着年纪的增长，老年人的胃肠消化能力越来越弱，加之牙齿松动脱落，较硬的米饭、黏性的食物如糯米糕等要少吃。粥、汤、羹等易消化，一日三餐不可少。另外，为了减轻消化负担，晚餐可适当减量。

预防便秘

老年人胃肠蠕动减弱，多出现便秘问题。除了多饮水、多运动外，预防便秘宜选食魔芋、红薯、燕麦、大麦、米糠、麦麸等富含膳食纤维的杂粮。搭配蘑菇、海带、黄花菜、胡萝卜等食用更佳。

养护肝脏

肝脏是人体最后衰老的一个脏器，正常情况下，肝脏在人70岁时开始衰老。作为人体排毒器官，肝脏的衰老会导致人体排毒能力下降。因此，老年人宜吃一些养肝的五谷杂粮。

绿豆、毛豆、豌豆等绿色食物多能养肝。绿叶蔬菜、水果等也应常食。肝脏保健还离不开蛋白质，鱼、牛肉、牛奶等应常食。

防风湿

老年人多腰腿不适，或患风湿病，这与人体抵抗力下降，风、湿、寒三邪乘虚而入有关。养护腿脚，抗风湿，需要中老年人在冬、春二季做好保暖防寒的同时，多吃一些强筋壮骨、活血通络、利湿散寒的食物。例如薏米、茯苓、花豆等能舒筋活络，黄酒、白酒能活血通络；松子、栗子、芡实等能益肾坚骨。

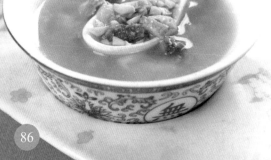

魔芋

魔芋富含葡甘聚糖。它在吸附食物中的胆固醇和胆汁酸的同时，还能抑制肠道对胆固醇和胆汁酸的吸收，具有降脂、降压、通便的食疗功效。

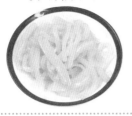

大麦

大麦滋补人体效果很强，最益脾胃。丰富的膳食纤维进入胃肠消化系统，会刺激胃肠加速蠕动，减少大便在直肠滞留的时间。

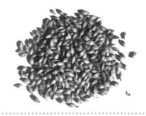

毛豆

毛豆富含植物蛋白、大豆异黄酮、B族维生素、膳食纤维等营养。适量食用可以消除血液中过量的胆固醇，预防心脑血管疾病、脂肪肝。所含的大豆异黄酮活性成分，能增强肝功能，排毒益肤。

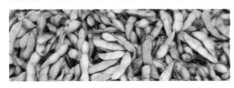

茯苓

茯苓是著名的利水渗湿药食两用之品。凡利水之物，久服伤损正气，特别是久病体虚的人，而茯苓性味温和，有利水之益，却无伤正气之害，实为不可多得。

薏米

常食用薏米可以促进新陈代谢，减少胃肠负担。它有利湿消水的食疗功效，浮肿的人宜食。薏米还富含硒，有抗癌作用，能抵制癌细胞增殖，对子宫癌等有辅助食疗作用。

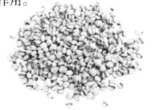

黄酒

黄酒为稻米等粮食酿制而成，氨基酸含量超过葡萄酒，具有很强的滋补保健价值。黄酒酒精度低，冬天适量饮用，可御寒，活血通络。黄酒还含有较多的B族维生素，有美容养颜之功，适于老年女性饮用。

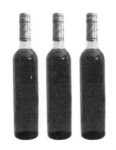

什锦长寿汤

原料 鲜玉米粒 50 克，嫩豌豆粒 50 克，南瓜 200 克，胡萝卜 100 克，盐、白糖、黄油、面粉、鸡精各适量。

做法 ① 玉米粒、豌豆粒洗净，南瓜去皮，洗净，切块；胡萝卜去皮，切丁。

② 南瓜块、胡萝卜丁、玉米粒、豌豆粒共置锅中，加水适量，煮至软烂为止，盛出备用。

③ 炒锅放入黄油加热，倒入面粉炒成金黄色，将煮好的南瓜汤倒入锅中，烧沸后放盐、鸡精、白糖，稍煮即成。

功效 本汤营养丰富，易吸收，能增强骨骼强韧度，可助老年人延年益寿。

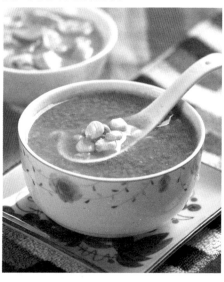

红薯薏米大麦粥

原料 薏米 30 克，大麦 30 克，黑米 10 克，小米 10 克，粳米 10 克，红枣 20 克，花生米 20 克。

做法 ① 将薏米、大麦、花生米、红枣分别淘洗干净，用清水浸泡，使之易煮粥；黑米、粳米、小米分别洗净。

② 将所有原材料入锅，加水适量，煮至粥成即可。

功效 本粥由多种谷粮组成，营养丰富，能润养五脏，红枣养脾补血，是老年人益寿佳食。

甘薯魔芋面综合凉粉

原料 甘薯丁 100 克，胡萝卜丁 50 克，青豆 10 克，魔芋面 150 克，开心果碎 10 克，醋、柴鱼酱油各适量。

做法 ① 调味料混合备用。

② 将甘薯丁、胡萝卜丁、青豆、魔芋面余烫至熟，泡冰水冰镇后沥干，备用。

③ 将以上食材盛盘，摆上开心果碎，再淋调味料即可。

功效 甘薯中丰富的水溶性膳食纤维可消除胆固醇，降低血中坏胆固醇的浓度，搭配热量极低的魔芋，容易有饱足感，很适合减肥者食用。常食能润肠、改善老年人便秘。

毛豆荞麦粥

原料 糙米 100 克，荞麦 50 克，毛豆 30 克，盐适量。

做法 ① 糙米、荞麦分别淘洗干净，用冷水浸泡二三小时；毛豆除去豆荚，取豆仁煮熟备用。

② 糙米、荞麦入锅，加水适量，煮至米麦熟烂，倒入毛豆，加盐调味，稍煮即成。

功效 毛豆、荞麦、糙米富含膳食纤维，最宜老年人做粥食用，可厚养肠胃、通便。

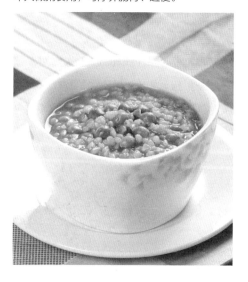

苹果麦片粥

原料 燕麦片50克,牛奶250毫升,苹果100克,胡萝卜100克。

做法 ① 苹果、胡萝卜分别洗净,然后切成丝。
② 燕麦片、胡萝卜丝放入锅中,倒入牛奶,加入适量水煮沸,改小火煨粥20分钟,放入苹果丝,稍煮即成。

功效 苹果、燕麦、胡萝卜均是降脂和通便之物,牛奶滋补身体。本粥是老年人保健佳食。

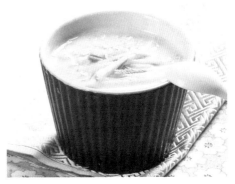

薏米粥

原料 薏米50克,白糖适量。

做法 ① 薏米洗净,加水煮烂成粥。
② 调入白糖,稍煮即成。

功效 薏米除湿,对风湿有辅助食疗效果。本粥每日食用1次,适用于风湿性关节炎、痛风、四肢屈伸不利等保健食疗。

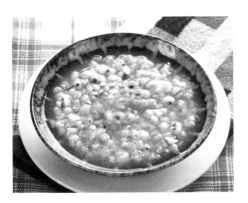

桑葚糯米粥

原料 糯米60克,干桑葚30克(或鲜桑葚60克),冰糖少许。

做法 ① 干桑葚择洗干净,糯米淘洗干净。
② 糯米、桑葚一同煮粥,待熟时放入冰糖调味,即成。

功效 桑葚入肾经,补虚;糯米健脾暖胃,补虚。本粥适用于肝肾亏虚的老年人食用,可用作耳鸣、腰膝酸软、肠燥便秘等辅助食疗。

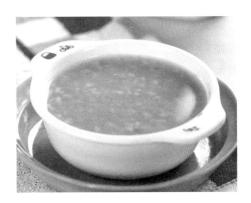

杂粮粥

原料 紫米30克,燕麦片10克,荞麦30克,薏米30克,萝卜干10克,笋丝80克,黄豆100克,盐3克,鸡精1克。

做法 ① 紫米、燕麦片、荞麦、薏米、黄豆洗净后泡一个晚上备用。
② 汤锅里加水以小火煮沸,再加入做法1的材料煮熟。
③ 加入萝卜干、笋丝略煮至熟,再加入盐、鸡精略煮即可。

功效 紫米含有抗氧化营养素花青素,能预防血中胆固醇氧化沉积所造成的血管狭窄及硬化,配合燕麦、荞麦等全谷类及薏米中的膳食纤维,可有效降低血脂,预防老年人患高脂血症。

孕妇宜食的五谷杂粮

妊娠是女性人生中一个特殊的时期，科学食用五谷杂粮可以让孕妇自身以及胎儿更健康。原则上来讲，孕妇每天主食摄入量应不低于 400 克，并配以肉、蛋、奶、鱼等高蛋白食物，只有这样才能保证胎儿健康发育。饮食要粗细粮搭配，粮菜搭配，并配合适当的运动。

五谷饮食原则

孕早期（孕 1~3 月）

孕早期需补充叶酸，以防胚胎发育畸形。豆类、坚果可提供部分叶酸；同时应补充绿叶蔬菜、动物肝脏、鸡蛋等。

孕早期多发生妊娠反应，出现呕吐、恶心等现象。小米、粳米、花生等杂粮有和胃的作用，宜食。止呕还可以吃些小馒头、小面包类的小食品。宜与生姜、甘蔗等食材同食。

禁止吸烟、喝酒，这些不良习惯可能造成胚胎发育畸形。

孕中期（孕 4~7 月）

多食杂粮。杂粮富含膳食纤维，可以有效地缓解妊娠带来的便秘、痔疮。

孕中期，孕妇开始补充钙、铁等元素，以满足胎儿生长发育的需求。豆类及豆制品，例如豆腐、豆浆、豆皮等，含钙丰富，宜食。孕中期每天应补充 24 毫克的铁，孕妇缺铁不仅会影响胎儿的发育，

孕妇自身也会出现缺铁性贫血，易生病。红色的五谷杂粮含铁较多，例如红米、紫米等。

孕晚期（孕 8~10 月）

孕晚期，孕妇需要为分娩储备体能，摄入蛋白质等营养素要多一些，豆类及豆制品、奶、鱼等不可缺少。

孕妇多发生水肿，腿、脚浮肿，亦常见腰酸背痛，孕晚期尤其严重。这时，可以适当吃点利水消肿的食物，例如红豆、土豆、荸荠等，宜搭配食材包括冬瓜、鲤鱼、芹菜、苹果、黄瓜等。

为应对妊娠焦虑、妊娠忧郁等问题，孕妇应多吃一些调养心神、富含 B 族维生素的食物，例如小米、糙米、莲子等。

临产时

分娩时应吃高热量的食物以增加产力，例如蛋糕。孕妇也宜吃汤、粥、羹，以及时补充生产过程中流失的水分。

南瓜

孕妇食用南瓜不仅能够促进胎儿的脑细胞发育，且有利于增强母体造血功能，还能够防治妊娠高血压、妊娠水肿、贫血、便秘等。

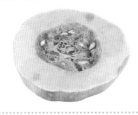

花生

花生有"素中之荤"的美誉，富含蛋白质、脂肪、维生素E等，可以滋养脾胃，扶正补虚，非常适合孕妇滋补身体。另外，花生还能和胃、止呕，可缓解妊娠呕吐。

黑芝麻

黑芝麻是孕妇佳食之一。它能滋养肝肾，和五脏，增强孕妇体质，减少生病；其富含铁，可滋阴养血，防贫血。黑芝麻还富含油脂，孕妇食后可润肠解燥，缓解妊娠便秘。

红薯

红薯含有类似雌性激素的物质，孕妇食用后能使皮肤白嫩细腻。红薯中含有黏蛋白，这种物质可改善胆固醇沉积，维护血管的弹性，从而能有效地保护心脏。

豆浆

豆浆被西方人称为"植物奶"，富含植物蛋白、磷脂、B族维生素、烟酸以及铁、钙等，营养全面，易吸收，非常适合孕妇饮用。尤其是钙的含量，每百克豆浆达10毫克，在同等能量的食物中属于中等偏上。豆浆中的植物蛋白被人体吸收后，可以增强抗病能力，延缓衰老，常饮能令女性皮肤白皙润泽。

玉米

玉米的胚芽及花粉富含天然维生素E，常吃可以增强体力及耐力。玉米须煎水代茶饮，有利于预防妊娠高血压、消化不良等，并有益于胎儿智力的发育。玉米中膳食纤维含量较多，有利于消除便秘。

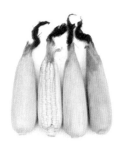

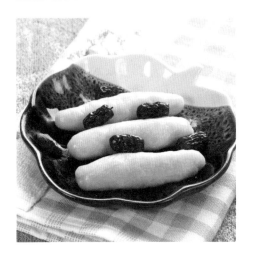

南瓜牛腩饭

原料 南瓜 200 克，胡萝卜 1 根，牛腩 100 克，米饭、高汤、盐各适量。

做法 ① 胡萝卜洗净，去皮，切块；南瓜洗净，去皮，切块；牛腩洗净，切块，焯水。

② 锅中倒入高汤，加入牛腩块，烧至八分熟时，下胡萝卜块、南瓜块，放入盐调味，炖至南瓜块和胡萝卜块软烂即可。

③ 将米饭装盘，浇上炖好的牛腩即可。

功效 本饭营养丰富，菜、肉、米饭搭配均衡，可为孕妇补充营养。

鸭血豆腐汤

原料 豆腐 300 克，鸭血 250 克，高汤 750 毫升，葱末 5 克，盐 2 克，酱油 4 毫升，香油 10 毫升。

做法 ① 豆腐、鸭血分别洗净，均切成 2 厘米见方的块，再分别入沸水锅中焯一下，捞出沥水。

② 汤锅置火上，倒入高汤烧沸，放鸭血块、豆腐块，煮至豆腐浮起。

③ 锅中加盐、酱油、葱末，出锅前淋入香油即成。

功效 鸭血是"补铁之冠"，豆腐含钙丰富。本汤适宜孕妇食用，既补铁又补钙。

糯米红枣

原料 红枣 200 克，糯米粉 100 克，白糖 30 克。

做法 ① 将红枣泡好，去核；糯米粉用水搓揉成团，与红枣一起装盘。

② 用白糖泡水，倒入盘中，再将整盘放入蒸笼蒸 5 分钟即可。

功效 红枣中含有丰富的维生素 C。维生素 C 是孕妇和胎儿所必需的营养物质，对胎儿形成细胞基质，生成结缔组织以及心血管的生长发育、造血系统的健全都有着重要的作用。维生素 C 还可增强母体的抵抗力，促进孕妇对铁质的吸收。

蔗汁姜丝粥

原料 甘蔗汁 200 毫升，姜丝 5 克，粳米 60 克。

做法 ① 粳米淘洗干净。

② 粳米、姜丝放入锅内，加水适量，煮至粥成，倒入甘蔗汁即可。

功效 甘蔗清润肺胃，防孕吐；生姜性温，和胃止呕；粳米养脾胃。本粥可滋养胃阴，和胃止呕，适用于妊娠呕吐。

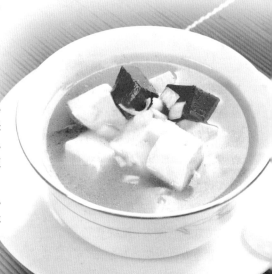

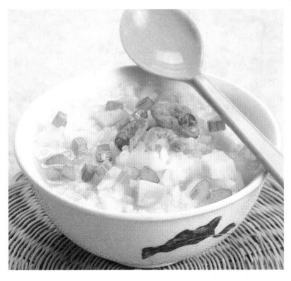

芋头香粥

原料 粳米 100 克，芋头 1 个，虾米 30 克，芹菜 50 克，盐适量。

做法 ① 粳米淘洗干净；芋头削皮，洗净，切丁；虾米泡软，洗净；芹菜洗净，去叶，切丁。

② 粳米入锅，加水适量，煮至粥沸，放入芋头丁、虾米煮至将熟，放盐调味。

③ 锅中放入芹菜，稍煮即成。

功效 芋头、芹菜富含膳食纤维，有润肠通便之功。本粥清热解毒，适用于痔疮出血、便秘等。

荷叶莲子粥

原料 粳米、莲子、干荷叶、枸杞子、冰糖各适量。

做法 ① 莲子、枸杞子用水泡发，粳米淘洗干净。

② 锅中加水适量，放入干荷叶，大火煮 30 分钟，捞出不用。

③ 往荷叶汁锅中放入粳米，煮至半熟时放入莲子、枸杞子，煮至粥成时入冰糖调味，即可食用。

功效 莲子补脾止泻，养心安神，用于心悸失眠的辅助食疗；莲子还能固肾止遗，除腰酸腿疼；荷叶清热降脂。本粥可调养孕妇精神，养心宁神；亦能缓解孕妇生理性腰腿疼。

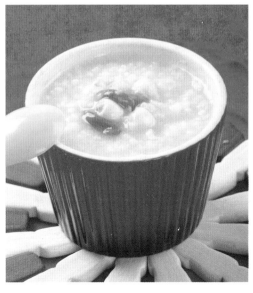

蜜烧红薯

原料 红薯 500 克，红枣、蜂蜜各 100 克，冰糖 50 克。

做法 ① 红薯洗净、去皮，先切成长方块，再分别削成鸽蛋形；红枣洗净、去核，切成碎末。

② 炒锅上火，放油烧热，下红薯炸熟，捞出沥油。

③ 炒锅去油置大火上，加入清水 300 毫升，放冰糖熬化，放入过油的红薯，煮至汁黏，加入蜂蜜，撒入红枣末推匀，再煮 5 分钟，盛入盘内即成。

功效 红薯含有大量胶原和黏多糖物质，是一种多糖蛋白质的混合物，富含膳食纤维，有通便的食疗作用。蜂蜜有补中、润燥、缓急、解毒的功效，营养丰富，是促进发育、祛病强身、防老抗衰的佳品。常食本菜能促进胎儿的生长发育，防止便秘，有利保胎。

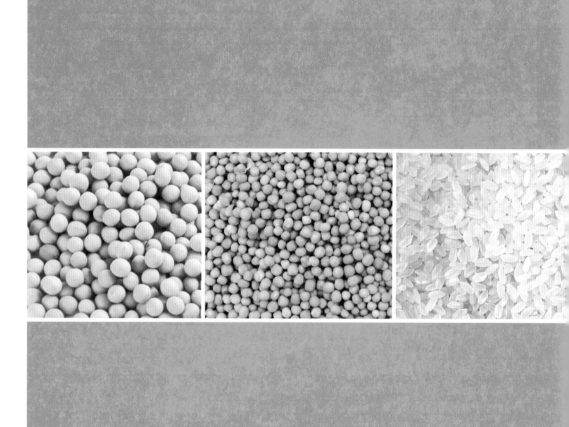

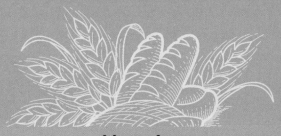

第四章

细说五谷杂粮

五谷杂粮是中国人的主要粮食，有数十种之多。
每味五谷的营养成分不同，食用价值也各不相同。
每种谷物的性味归经不同，药用价值也各异。
本章将详解各种五谷杂粮的个性，认识它们，
让它们"为我所用"。

小麦 ——养心安神，除烦

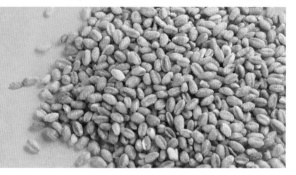

别名： 麦子

性味归经： 味甘，性凉。
入心、脾、肾经

小麦是三大谷物之一，是世界上种植面积最广的粮食作物。小麦是我国人民的主粮之一，常磨成面粉后制作面包、馒头、饼干等食物；或经发酵后可制成啤酒等饮料。小麦加工成面粉时，会产生麦麸。

营养成分表（单位：每100克含量）

		三大营养素			维生素					
热量	膳食纤维	蛋白质	脂肪	碳水化合物	维生素A	维生素B$_1$	维生素B$_2$	烟酸	维生素C	维生素E
1460千焦	10.80克	12克	—	76.10克	—	0.48毫克	0.14毫克	4毫克	—	1.91毫克

				矿物质					
钙	磷	钾	钠	镁	铁	锌	硒	铜	锰
—	325毫克	—	107.4毫克	—	5.90毫克	3.51毫克	4.05微克	0.34毫克	3.49毫克

药典论述

《本草拾遗》："小麦面，补虚，实人肤体，厚肠胃，强气力。"

《本草纲目》："陈者煎汤饮，止虚汗；烧存性，油调涂诸疮，汤火灼伤。"

《医林纂要》："除烦，止血，利小便，润肺燥。"

《本草再新》："养心，益肾，和血，健脾。"

食用价值

养肠胃

小麦含碳水化合物和蛋白质较多，能厚养肠胃，补虚。例如将小麦面粉炒成黄色，早晨空腹以开水冲调，即能固胃肠，止腹泻，促进胃肠更好地消化和吸收。

预防脚气病

小麦中含有较多的B族维生素，对脚气病、末梢神经炎有食疗作用。缓解脚气病时，可将小麦、通草、冰糖同煮粥。

食用全麦可降低血液循环中雌激素的含量，预防乳腺癌。

未精制的小麦具有养心除烦的食疗功效，更年期女性食用可缓解身体不适。

适用人群

一般人均可食用，尤宜失眠多梦、心悸不安、更年期综合征的人食用。体虚自汗、盗汗以及脚气病、末梢神经炎等患者也宜食。

食用宜忌

食用未精制的小麦较佳，精制的小麦面粉营养较差。

小麦搭配豆类吃，对人体补益效果好。

小麦粉制作食物，不宜油炸，否则会破坏其营养成分。

选购与储藏

正常的小麦粉具有香味，有霉味、异味的，说明已经变质。

制作馒头、饺子等时，宜选用中筋小麦粉；制作面包类时，宜选用高筋小麦粉；制作饼干和糕点，宜选用低筋小麦粉。

小麦面粉易生虫，受潮后易发霉，所以应放干燥通风处保存。防生虫，可在面粉袋中放花椒包。

美食推荐

麦豆角粥

原料 小麦 250 克，豆角 100 克，白糖适量。

做法 ① 小麦淘洗干净，豆角洗净。

② 小麦、豆角入锅，加入适量清水，用大火烧沸，撇去浮沫，改用小火熬 1 小时，熬至小麦开花、豆角熟烂即成。食用时，放白糖即可。

养生功效 清热除烦，清利二便。

灵芝小麦粥

原料 小麦 60 克，糯米 50 克，灵芝 5 克，白糖适量。

做法 ① 将小麦、糯米分别淘洗干净且浸透；灵芝洗净，水煎 30 分钟取汁。

② 将小麦、糯米放入砂锅内，加水适量，用小火熬烂，再加入灵芝汁、白糖，煮沸片刻即成。

养生功效 补气益血，养心安神。

小麦红枣粥

原料 小麦 50 克，红枣 6 颗，糯米 60 克。

做法 将小麦、糯米分别淘洗干净，与红枣一起放入锅中，加水适量，先用大火煮沸，再改小火熬成粥即可。

养生功效 本粥黏润、烂熟，有养胃健脾之功。

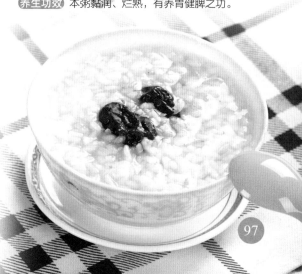

大麦 ——消食，开胃，止渴，通便

别名： 稞麦、饭麦
性味归经： 味甘，性凉。
入脾、胃经

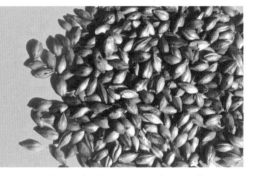

　　大麦是五谷之一，历史悠久，用途广泛。可磨成面粉或直接煮粥食用，藏民至今用它做糌粑。除食用外，更是制作麦芽糖、啤酒的重要原料。大麦的膳食纤维、粗蛋白含量较高，还富含钙、磷等成分，因此可做保健品食用。中医认为，大麦性味甘凉，具有健脾消食、除热止渴、利小便等食疗功效。

营养成分表（单位：每100克含量）

	三大营养素				维生素					
热量	膳食纤维	蛋白质	脂肪	碳水化合物	维生素A	维生素B₁	维生素B₂	烟酸	维生素C	维生素E
1284千焦	9.90克	10.20克	1.4克	63.40克	—	0.43毫克	0.14毫克	3.90毫克	—	1.23毫克

矿物质									
钙	磷	钾	钠	镁	铁	锌	硒	铜	锰
66毫克	381毫克	49毫克	—	158毫克	6.40毫克	4.36毫克	9.80微克	0.63毫克	1.23毫克

药典论述

　　《唐本草》："大麦面平胃，止渴，消食，疗胀。"

　　《本草纲目》："宽胸下气，凉血，消积，进食。"

　　《本草经疏》："大麦，功用与小麦相似，而其性更平凉滑腻，故人以之佐粳米同食。"

食用价值

消食除胀

　　大麦具有消食开胃的作用，特别是炒过后泡茶喝，对脾胃虚弱、消化不良有食疗作用，类似于中药健胃消食片。

止渴解暑

　　大麦性凉，有除热止渴的作用。夏季受天气影响，人多口渴、心烦，火气大，用大麦煮粥或泡茶喝能解渴，消火气。

通便降脂

大麦富含膳食纤维，而且大部分为可溶性膳食纤维，食用可降低血液中胆固醇的含量，也能通便防便秘。例如，将大麦面粉用小火炒熟，每天取2汤匙，并加适量白糖和香油，冲水喝即见效。

促进伤口愈合

大麦含有尿囊素成分，这种东西作用于伤口部分，可缩短伤口愈合的时间。

回乳

一般，小儿要断奶，育儿的妈妈要想回乳，食用大麦芽有效。不过须记住两点：一是大麦芽必须长期、大剂量服食，小剂量不仅不能回乳，反而催生乳汁分泌；二是未发芽的大麦无回乳作用。

适用人群

一般人均可食用，消化不良、口渴的人尤宜，便秘的人也宜食。

哺乳女性不宜食用。

食用宜忌

大麦宜与粳米同食。煮粥时，应先浸泡，才容易煮烂。

大麦养脾胃、改善消化不良时，多经火以去寒凉之性。

选购与储藏

大麦及其制品，例如大麦茶，以颗粒饱满、无杂质为佳。

与小麦相同，存放在通风干燥的地方。

美食推荐

大麦羊肉汤

原料 羊瘦肉1500克，大麦仁500克，草果20克，盐2克。

做法 ① 大麦仁淘洗干净，加水适量，煮至熟。

② 羊瘦肉洗净，与草果同置锅中，加水适量，熬煮至羊肉熟时，捞出羊肉、草果，将羊肉汤与大麦仁粥合到一块，再用小火炖熬。

③ 羊肉切小块，放入大麦汤内，加盐稍煮即成。

养生功效 本汤具有温中下气、暖脾胃的作用，适用于脾胃虚寒之脾胀、脾痛等症的辅助食疗。

麦芽茶

原料 大麦芽10克，绿茶1克。

做法 ① 大麦芽用冷水洗净，倒入不锈钢锅中，加水半碗。

② 用中火烧沸，立即冲入预先放好茶叶的茶壶中，加盖，5分钟后可饮。

养生功效 开胃健脾，消暑去火。

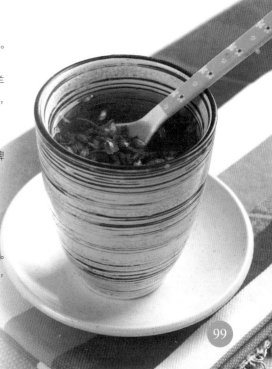

莜麦 ——补体虚，降血糖，降胆固醇

别名：裸燕麦

性味归经：味甘，性温。
入心经

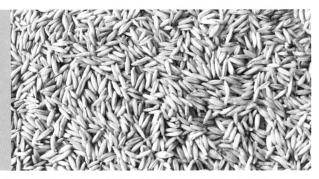

　　莜麦属于禾谷类作物，营养均衡，所含蛋白质、维生素 E 等均超过小麦、粳米，还含有人体必需的 8 种氨基酸，食用价值极高。我国百姓常将它磨成面粉，制成莜面窝窝、莜面卷卷等蒸着吃，国外多用它烘制面包、饼干等。中医认为，莜麦具有补虚养心、降血脂、降血糖等食疗价值。

营养成分表（单位：每100克含量）

		三大营养素								
热量	膳食纤维	蛋白质	脂肪	碳水化合物	维生素 A	维生素 B_1	维生素 B_2	烟酸	维生素 C	维生素 E
1611 千焦	— 克	12.20 克	7.20 克	67.80 克	3 微克	0.39 毫克	0.04 毫克	3.90 毫克	—	7.96 毫克
钙	磷	钾	钠	镁	铁	锌	硒	铜	锰
---	---	---	---	---	---	---	---	---	---
27 毫克	35 毫克	319 毫克	2.20 毫克	146 毫克	13.60 毫克	2.21 毫克	0.50 微克	0.89 毫克	3.86 毫克

药典论述

　　《重庆草药》："温补，治虚汗不止。"

　　《中华本草》："补心止汗。主虚汗不止。"

食用价值

补体虚

　　莜麦是一种高蛋白谷类，每百克莜麦面粉中含蛋白质 12 克以上，在禾谷类食粮中算是较高的。而且，人体所需的 8 种必需氨基酸在莜麦中都能找到。必需氨基酸可促进食物蛋白质的吸收和利用，更好地补充营养。含蛋白质高也使莜麦制成的食物更加富于韧性，口感筋道。

　　人体虚时常会患自汗、盗汗的毛病，食莜麦可固表止汗。

预防心脑血管疾病

　　莜麦富含不饱和脂肪酸，易被人体

吸收利用，特别是亚油酸成分，能降低血液中的胆固醇含量，降脂降压，有益心脑血管健康。

另外，莜麦中还富含烟酸、芦丁。这两种成分均有降压、降血脂的作用。因此，长期食用莜麦保健价值高。

维持血糖平稳

莜麦含糖量较少，控血糖效果明显优于粳米、白面，糖尿病患者食用可改善餐后血糖迅速升高的问题。

适用人群

老年人宜食，更是高血压、糖尿病患者的理想食品。

身体虚寒的人慎食。

食用宜忌

每次食用 40～60 克为宜。莜麦难以消食，不可多食。

莜麦入食，须"三熟"，先炒熟制粉，再用沸水和面烫熟，然后入锅蒸熟。否则影响食用。

选购与储藏

莜麦不同于燕麦，莜麦种子成熟后，籽粒与外稃自行分离，故称裸燕麦；而人们常说的燕麦成熟时籽粒与外稃紧抱，不分离，故称皮燕麦。质量好的莜麦籽粒细长，表面光洁，捏着较硬实，没霉味，不生虫。

莜麦皮层薄，易损伤、虫蛀、发霉，如保存不当 3～5 天即可发霉。因此，莜麦需低温密封存放。

美食推荐

菠菜莜麦面条

原料 莜麦面 250 克，菠菜 250 克，胡萝卜 50 克，盐、酱油、醋、蒜泥、香油各适量。

做法 ① 将莜麦面放入盆内，加开水和成面团，揪成小剂子，搓成条，入沸水中煮熟后盛入碗中。② 将菠菜择洗干净，切段。胡萝卜切小丁。锅内放油烧热，下菠菜和胡萝卜煸炒，加入盐、酱油，入味出锅，装入面条碗内，加醋、蒜泥、香油即成。

养生功效 菠菜具有止渴润燥、通利肠胃的功效，与莜面共组成此面食，含有多种营养成分，具有健脾补气、止渴润燥的功效。适于食欲不振、消化不良、体虚、乏力、消渴、便秘等病症患者食用。

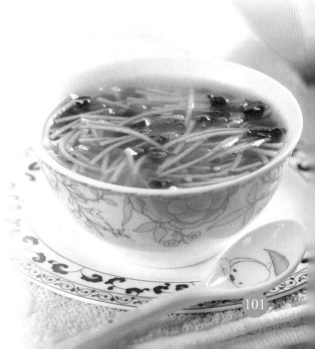

燕麦 ——降血脂，美容益肤，止虚汗

别名： 皮燕麦、雀麦

性味归经： 味甘，性温。

入肝、脾、胃经

燕麦是一种低糖、高营养的谷粮，现代人健康食物之一。它富含蛋白质、B 族维生素、烟酸、叶酸、泛酸，矿物质铁、锰的含量也较高。燕麦还含有皂苷——人参的主要成分，在其他谷类粮食中不多见。

营养成分表（单位：每 100 克含量）

		三大营养素			维生素					
热量	膳食纤维	蛋白质	脂肪	碳水化合物	维生素 A	维生素 B_1	维生素 B_2	烟酸	维生素 C	维生素 E
1536 千焦	5.30 克	15 克	6.70 克	61.60 克	—	0.30 毫克	0.13 毫克	1.20 毫克	—	3.07 毫克

				矿物质					
钙	磷	钾	钠	镁	铁	锌	硒	铜	锰
186 毫克	291 毫克	214 毫克	3.70 毫克	177 毫克	7 毫克	2.59 毫克	4.31 微克	0.45 毫克	3.36 毫克

药典论述

《救荒本草》："能益脾养心、敛汗。可用于体虚自汗、盗汗或肺结核病人。"

《本草纲目》："滑肠。"

《本经逢原》："益肝和脾。"

食用价值

预防心脏病、糖尿病

燕麦保护心脑血管健康与不饱和脂肪酸、可溶性膳食纤维两种成分有关。

不饱和脂肪酸能分解胆固醇，可溶性膳食纤维则能与胆汁酸结合起来，携带肠道中胆固醇一同排出体外，从而降低心脏病的发病率。坚持食用燕麦片 3 个月以上，每天 100 克，降脂效果明显。

另外，可溶性膳食纤维有助于控制血糖，故燕麦是糖尿病患者的理想食物。

燕麦单食，例如煮粥对心脑血管有保健食疗作用；与山药、南瓜等搭配食用更佳。

通便滑肠

燕麦粥有滑肠的作用，常煮粥食用可缓解便秘，尤其是老人便秘。

美容护肤

燕麦有"植物黄金"之称，富含维生素 E，常食可以抵抗细胞氧化，防衰老；其所含蛋白质进入人体后，被分解为氨基酸等小分子，具有很好的亲水保湿效果，能改善发质及干涩的皮肤。

止虚汗

燕麦与莜麦两者食疗效果相近，均能补虚止自汗、多汗。有一偏方，将燕麦与米糠水煎取汁，用饴糖调食，可起补虚敛汗之辅助功效。

适用人群

一般人群均可食用，尤其适合"三高"患者以及便秘、肥胖者。

食用宜忌

每次食用 40 克较好，吃得过多会造成胃痉挛或胀气。

燕麦中缺少维生素 C，最好搭配其他食材，使营养吸收更全面。

选购与储藏

市场上所售的甜味很浓的燕麦片，其中 50% 以上成分是糖分。口感细腻、黏度较大的燕麦片，说明其中燕麦片含量不高，糊精之类成分含量高。

如果速食类的燕麦片中的蛋白质含量在 8% 以下，不适合单纯做早餐食用，应搭配牛奶、鸡蛋、豆制品等共食。

燕麦要放在干燥的地方，密封保存；易生虫，保存时间不宜太长。

美食推荐

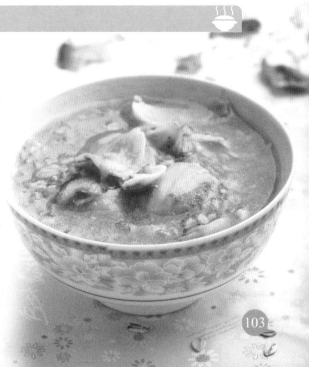

燕麦芝麻糊

（原料）燕麦片 30 克，黑芝麻 80 克，白糖 25 克。

（做法）黑芝麻用火炒香，碾碎，与燕麦片、白糖一起入锅，加水适量，煮熟即成。

（养生功效）本糊滋肝养肾，美容护发。

麦片百合粥

（原料）燕麦片 100 克，百合 25 克。

（做法）百合洗净，入锅加水煮熟，撒上燕麦片搅匀，煮沸 5 分钟即成。

（养生功效）本粥润肺止咳，补虚敛汗。

荞麦——宽肠胃，降脂降糖，消炎

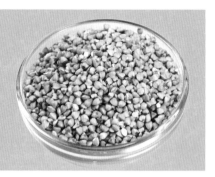

别名： 三角麦、乌麦、花荞。

性味归经： 味甘，性寒。

入肺、脾、胃经

荞麦呈三棱状，富含碳水化合物，口感较好，可做面条、凉粉、扒糕等面食，还可以做灌肠、糕点和糖果。有甜荞、苦荞之分，甜荞做成的食品色泽发白，口味清淡；苦荞食品呈黄绿色，口感苦中回香。两者成分也有差异，苦荞富含芦丁，药用价值更高。

营养成分表（单位：每 100 克含量）

	三大营养素				维生素					
热量	膳食纤维	蛋白质	脂肪	碳水化合物	维生素 A	维生素 B₁	维生素 B₂	烟酸	维生素 C	维生素 E
1356 千焦	6.50 克	9.30 克	2.30 克	66.50 克	3 微克	0.28 微克	0.16 毫克	2.20 毫克	—	4.40 毫克
钙	磷	钾	钠	镁	铁	锌	硒	铜	锰	
47 毫克	297 毫克	401 毫克	4.70 毫克	258 毫克	6.20 毫克	3.62 毫克	2.45 微克	0.56 毫克	2.04 毫克	

药典论述

《本草纲目》："降气宽肠，磨积滞，消热肿风痛，除白浊白带，脾积泄泻。"

《随息居饮食谱》："荞麦，罗面煮食，开胃宽肠，益气力，御风寒，炼滓秽，磨积滞，与芦菔同食良。"

食用价值

健胃益气

荞麦入脾、胃二经，少量食用，对消化不良、胃腹胀满等症有食疗作用，古书称为"降气宽肠"。

消炎抗菌

荞麦含某些黄酮成分，有一定的消炎抗菌、止咳平喘食疗作用。炒后可作外用药，用于烫伤、烧伤。

保护血管健康

荞麦中含有芦丁（维生素 P）成分，是预防高血压的良药，常食能降低血管脆性、通透性，缓解心脑血管粥样硬化。

荞麦富含镁、铬，是预防糖尿病的好粮食。特别是铬，能增强胰岛素的活性，帮助糖代谢，是糖尿病患者需要补充的微量元素。

适用人群

一般人群均可食用，尤其适合食欲不振、糖尿病患者。

脾胃虚寒、经常腹泻的人不宜食用。

食用宜忌

荞麦种皮坚硬，难以煮食，宜磨成面粉后食用。

荞麦性寒凉，一次食用太多容易引起消化不良。

荞麦中含有致敏物质，能引起少数人过敏反应，过敏体质的人应慎食。

中医认为荞麦不宜与黄鱼、猪肝、猪肉等肥腻寒性的食物同食，否则易伤胃，产生消化不良。

选购与储藏

荞麦以颗粒大小均匀、饱满、有光泽的为佳。

荞麦应在干燥、通风的地方储存。荞麦粉应放在密闭容器中低温保存。

美食推荐

五香荞麦饼

原料 荞麦面粉100克，小麦面粉50克，黄豆粉50克，盐、五香粉、酵母各适量。

做法 ① 把荞麦面粉、小麦面粉、黄豆粉、酵母加水和成面团，饧30分钟。

② 把面团擀成饼状，均匀地撒上五香粉、盐，用刷子刷上油，然后沿面饼的一边卷成筒状，再切成大小均匀的段，两头捏紧，用手拍成圆饼坯。

③ 平底锅抹少许油烧热，放面饼坯烙熟即成。

养生功效 本饼豆、麦同食，营养丰富，常食可改善血液循环，延缓衰老。

荞麦白菜粥

原料 荞麦面粉100克，白菜50克，香菇20克，盐适量。

做法 ① 把荞麦面粉用水调成糊状；白菜、香菇分别洗净，切丝。

② 炒锅放油烧热，入白菜丝、香菇丝翻炒片刻，加水烧开。

③ 锅中倒入荞麦面糊，放入盐，沸煮片刻即成。

养生功效 本粥调养脾胃，降压降脂。

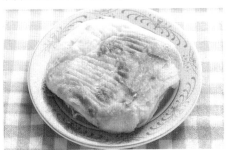

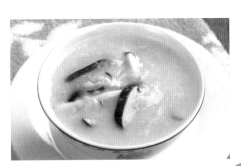

青稞 ——护胃固肠，排毒益寿

别名：元麦、裸大麦
性味归经：味咸，性平。
入脾、肝、肺经

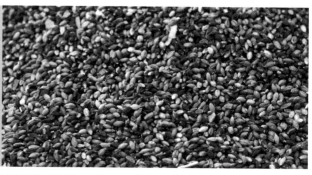

　　青稞为大麦的一种，是我国西藏高原主要的粮食作物。当地群众吃的糌粑、喝的青稞酒，都是以青稞为原料制成的。青稞富含 β - 葡聚糖、膳食纤维、维生素等，常食对人体补益作用很大，西藏当地人中不乏百岁老人，与常食青稞有着一定的关系。

营养成分表（单位：每100克含量）

	三大营养素				维生素					
热量	膳食纤维	蛋白质	脂肪	碳水化合物	维生素A	维生素B_1	维生素B_2	烟酸	维生素C	维生素E
1247千焦	13.4克	10.2克	1.20克	61.6克	—	0.32毫克	0.21毫克	3.60毫克	—	1.25毫克

矿物质									
钙	磷	钾	钠	镁	铁	锌	硒	铜	锰
—	—	—	—	—	—	—	—	—	—

药典论述

　　《本草拾遗》："青稞，下气宽中、壮精益力、除湿发汗、止泻。"

　　《药性考》："青稞黄稞，仁露于外，川、陕、滇、黔多种之。味咸，可酿糟吊酒，形同大麦，皮薄面脆，西南人倚为正食。"

食用价值

排肠毒、防直肠癌

　　青稞含有 β - 葡聚糖，这种成分在其他麦粒作物中不多见。它进入人体后，可以减少肠道黏膜与致癌成分的接触，降低直肠癌的发病率。另外，其稳定血糖的效果非常好，糖尿病患者宜常食。

　　青稞所含的膳食纤维也较多，能清除肠道毒素，缓解便秘。

调节免疫力

　　常食青稞，可以调节免疫力，改善人体生理节律。一些人感觉身体疲倦，没有气力，煮食青稞，或吃青稞制成的面食，大部分会有所改善。日常食用时，可与粳米按照 1:1 的量煮饭吃。

养固肠胃

青稞所含的淀粉成分比较特殊，是一种支链淀粉，加热食用后能抑制胃酸过多，预防腹胀、腹泻。胃酸是消化食物的动力，但胃酸过多会腐蚀胃壁、肠壁等，造成胃溃疡、十二指肠溃疡等病。《本草拾遗》一书认为青稞"下气宽中"。例如将青稞面炒熟，每次用 100 克煮稠粥服，分 2 次食用，可作为慢性腹泻的辅助食疗。

适用人群

一般人均可食用，尤宜脾胃气虚、倦怠无力、"三高"等人食用。

消化力差的人少食，孕妇少食。

食用宜忌

青稞米与粳米同煮米饭时，应先浸泡半个小时，否则煮出的米饭不易熟。

选购与储藏

优质青稞籽粒长 6~9 毫米，宽 2~3 毫米，表面光滑，颗粒饱满。

青稞常温保存即可。

美食推荐

青稞松饼

原料 青稞粉 100 克，炒青稞 40 克，牛奶 200 毫升，鸡蛋 1 个，盐、泡打粉、白糖、蜂蜜各适量。

做法 ① 将蛋清和蛋黄分离，蛋黄中加入油、牛奶搅拌均匀；蛋清中加入白糖，搅打至起泡。

② 将青稞粉、泡打粉倒入牛奶蛋黄糊中，加盐，搅拌至无颗粒，再倒入蛋清、炒青稞，搅拌均匀成面糊。

③ 平底锅烧热，舀一勺面糊倒入锅中，让其自然流动成圆饼状，然后小火煎至饼熟。

④ 出锅前淋上蜂蜜即可。

养生功效 本饼营养丰富，能补虚强身，适合体虚的人常食。

青稞粥

原料 青稞米 500 克。

做法 ① 青稞米炒熟。

② 熟青稞米入锅，加水适量，煮至粥熟即可。

养生功效 本粥能厚养肠胃，缓解慢性腹泻。

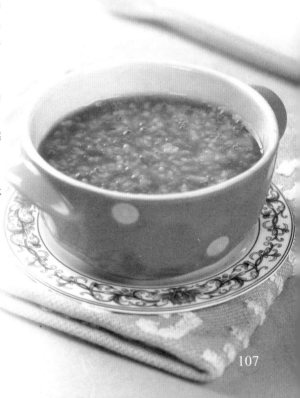

高粱 ——暖胃健脾，止腹泻

别名： 蜀黍、木稷
性味归经： 味甘、涩，性温。
入脾、胃、肺经

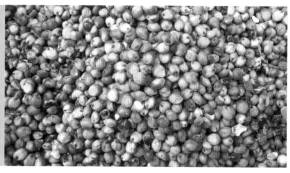

高粱自古被称为"五谷之精"。营养丰富，含有蛋白质、脂肪、碳水化合物、钙、磷、铁等，所含烟酸容易被人体吸收，可以防治"癞皮病"。加工成高粱米可用于蒸饭、煮粥；磨成粉可以蒸食、贴饼子。唯一不足的是，因为是粗粮，吃起来口感不佳。除直接食用外，常用于制酒、制糖，名酒茅台、竹叶青等都以高粱为主要原料。

营养成分表（单位：每100克含量）

		三大营养素			维生素					
热量	膳食纤维	蛋白质	脂肪	碳水化合物	维生素A	维生素B₁	维生素B₂	烟酸	维生素C	维生素E
1469千焦	4.30克	10.40克	3.10克	70.40克	—	0.29微克	0.10毫克	1.60毫克	—	1.88毫克

				矿物质					
钙	磷	钾	钠	镁	铁	锌	硒	铜	锰
22毫克	329毫克	281毫克	6.30毫克	129毫克	6.30毫克	1.64毫克	2.83微克	0.53毫克	1.22毫克

药典论述

《本草纲目》："温中，涩肠胃，止霍乱。粘者与黍米功同。"

《四川中药志》："益中，利气，止泄，去客风顽痹。治霍乱，下痢及湿热小便不利。"

食用价值

暖胃健脾

高粱性味甘温，能暖胃健脾。如果小儿因积食患上消化不良症，可取高粱炒香，去壳磨成粉，每次取二三克调服。

止腹泻

高粱性温，含有鞣酸成分，具有收敛止泻的食疗作用，故可用于脾胃虚寒引起的腹泻辅助食疗。正于此，便秘者不宜多食用。

化痰安神

高粱入肺经，具有一定的化痰止咳作用。将高粱米与甘蔗同煮粥，可作为老人痰热咳嗽、肺结核的辅助食疗。

适用人群

消化不良的小儿、便溏者以及脾胃气虚的人宜食。

肺结核患者宜食。

大便干燥及便秘者不宜多食用。

食用宜忌

高粱米一定要煮熟后再食用。有的高粱米性黏，老年人不易多食。

高粱米忌与瓠子及中药附子同食。

选购与储藏

高粱以颗粒整齐、富有光泽，干燥无虫者为佳。米色发暗、碎米多、潮湿有霉味的，不宜选购。

高粱米经夏季后，容易生虫和受潮发霉，故宜存放于小坛内，置通风干燥处保存。

美食推荐

甘蔗高粱粥

原料 高粱米 150 克，甘蔗汁 500 毫升。

做法 ① 高粱米用温水泡涨，捞出，淘洗干净。② 锅中加水适量，煮沸后倒入高粱米，以小火煮至粥成时，倒入甘蔗汁搅匀，稍煮片刻即成。

养生功效 本粥每日早、晚食用，可下气止咳、滋阴润燥。

红豆高粱粥

原料 红豆、高粱米、圆糯米各 50 克，花生米 10 粒，白糖适量。

做法 ① 红豆、高粱米、圆糯米、花生米分别洗净；红豆用水浸泡 3 小时；高粱米用水浸泡 30 分钟；圆糯米用水浸泡 1 小时。

② 锅置火上，加入清水、红豆，大火煮开后转小火熬煮 1 小时。

③ 加入圆糯米、高粱米、花生米，继续小火熬煮至粥黏稠，加白糖调味即可。

养生功效 本粥和胃健脾，作为早餐食用，可缓解脾胃不和引起的食后呕吐、腹泻。便秘者不宜多食。

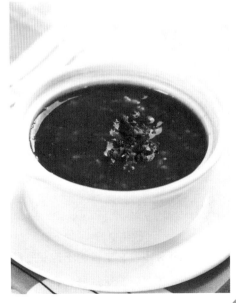

玉米 ——软化血管，利尿降压

别名： 苞米、苞谷、棒子
性味归经： 味甘淡，性平。
入胃经、肾经

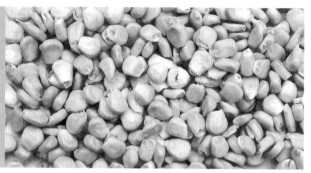

玉米是我国百姓喜食的谷粮之一，有"黄金作物"的美誉。它含有较多膳食纤维，所含叶黄素和玉米黄质是强抗氧化剂，有抗衰老、明目等食疗功效，因此玉米的营养价值和保健作用非常高。

营养成分表（单位：每 100 克含量）

	三大营养素				维生素					
热量	膳食纤维	蛋白质	脂肪	碳水化合物	维生素 A	维生素 B₁	维生素 B₂	烟酸	维生素 C	维生素 E
1402千焦	6.40克	8.70克	3.80克	66.60克	17微克	0.21毫克	0.13毫克	2.50毫克	—	3.89毫克

矿物质									
钙	磷	钾	钠	镁	铁	锌	硒	铜	锰
14毫克	218毫克	300毫克	3.30毫克	96毫克	2.40毫克	1.70毫克	3.52微克	0.25毫克	0.48毫克

药典论述

《本草纲目》："调中开胃。"

《医林纂要》："益肺宁心。"

《本草推陈》："为健胃剂。煎服亦有利尿之功。"

食用价值

软化血管

玉米胚芽中含有丰富的不饱和脂肪酸，其消化率高，稳定性好，经常食用可防止胆固醇在血管壁沉积，延缓动脉粥样硬化，可谓保护心血管的"良药"。如今，人们已经从玉米中提取出来玉米油出售。

玉米中还含有大量的维生素 E，也能软化血管，维持血管健康。

利尿降压

玉米有一定的利尿作用，可作为肾病、浮肿的利尿剂。尤其是玉米须，利尿效果更强。利尿也是降压的方法之一，所以常吃玉米或与玉米须同煮食，能缓解高血压症状。

呵护肠道

玉米是一种高纤维谷物，膳食纤维刺激胃肠加快蠕动，减少粪便等在肠道的停留时间，可用于便秘、肠炎、直肠癌等疾病的辅助食疗。

健脑

玉米含有的谷氨酸是一种益脑成分，可促进脑细胞呼吸，帮助脑组织氨的排除，故经常食用玉米可健脑。

适用人群

一般人均可食用，"三高"、胆结石、肾炎水肿等患者尤为适宜。

食用宜忌

霉变的玉米能产生致癌成分——黄曲霉素，千万不能食用。

玉米含色氨酸不足，长期单一食用，易发生癞皮病。与大豆、米或面搭配食用，则可大大提高其营养价值。

选购与储藏

购买玉米时，以颗粒饱满、表面有光泽为佳，发霉的不能购买。

鲜玉米可装入保鲜袋中放冰箱冷藏，干玉米粒或玉米粉则密封存放在干燥处。

美食推荐

青椒炒玉米

原料 嫩玉米粒 300 克，青椒 50 克，盐适量。

做法 ① 将玉米粒洗净，沥干水分；青椒洗净，切碎。

② 锅中放油烧热，下玉米粒快速翻炒约 2 分钟，炒至玉米粒开始呈焦黄斑点时，下青椒碎、盐翻炒，约半分钟起锅，装盘后可点缀枸杞子。

养生功效 本菜具有健脾宽中，降浊利尿的食疗功效，适于动脉硬化、高血压、高脂血症、慢性肾炎水肿者食用。

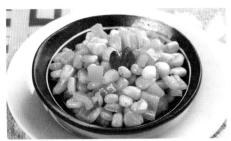

玉米虾仁

原料 虾仁 250 克，甜玉米粒 250 克，青椒 30 克，料酒 3 毫升，鲜汤 100 毫升，盐、水淀粉各适量。

做法 ① 将虾仁洗净，装入碗内，加入盐、料酒、水淀粉拌匀；青椒洗净，切丁。

② 炒锅注油烧至六成热，倒入虾仁，炒熟取出。

③ 炒锅注油烧热，下入青椒丁翻炒至断生，倒入甜玉米粒、虾仁煸炒，加入鲜汤、盐，翻炒几下，用水淀粉勾芡，出锅即可。

养生功效 此菜有强健脾胃、降脂抗癌之功效。

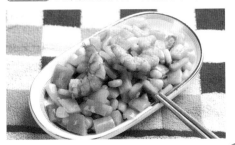

芡实——健脾止泻，固肾涩精

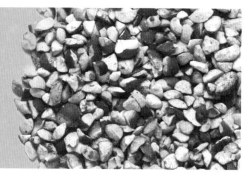

别名： 鸡头米、鸡头荷、鸡头莲

性味归经： 味甘、涩，性平。

入脾、肾经

芡实为睡莲科植物芡的成熟种仁，主产于江苏、湖南、湖北、安徽等地，既能入药，又能入食，为秋季进补首选。它富含碳水化合物、维生素等营养成分，食用可延年益寿，有"婴儿食之不老，老人食之延年"的说法。

营养成分表（单位：每100克含量）

		三大营养素			维生素					
热量	膳食纤维	蛋白质	脂肪	碳水化合物	维生素A	维生素B$_1$	维生素B$_2$	烟酸	维生素C	维生素E
1469千焦	0.90克	8.30克	0.30克	78.70克	—	0.30毫克	0.09毫克	0.4毫克	—	—
				矿物质						
钙	磷	钾	钠	镁	铁	锌	硒	铜	锰	
37毫克	56毫克	60毫克	28.40毫克	16毫克	0.5毫克	1.24毫克	6.03微克	0.63毫克	1.51毫克	

药典论述

《神农本草经》："主湿痹腰脊膝痛，补中，除疾，益肾固精，强志，令耳目聪明。"

《本草纲目》："止渴益肾。治小便不禁，遗精，白浊，带下。"

《本草经百种录》："鸡头实，甘淡，得土之正味，乃脾肾之药也。"

《本草新编》："芡实，其功全在补肾去湿。芡实补中去湿，性又不燥，故能去邪水而补真水。芡实不特益精，且能涩精补肾。"

食用价值

健脾止泻

芡实对脾虚性腹泻有食疗作用。脾主运化，脾胃虚弱使人吃进去的食物不能完全消化，易导致消化不良，可能经常性拉肚子。这时可将芡实磨成粉，煮粥，以白糖调味食用，可起到健脾利湿、止泻的效果。或将芡实与山药等配伍，效果更佳。

固肾、除腰疼

芡实入肾经，有固肾涩精的作用，可用于肾虚腰痛、遗精、尿频等的辅助食疗。一些女性因肾气不固，出现白带增多的问题，可吃芡实调理。

防肺癌、胃癌

现代研究发现，芡实可以提升小肠吸收功能，增加血清胡萝卜素浓度，从而能预防肺癌、胃癌等的发生。

适用人群

白带多、腰酸背痛的女性，尿频、遗精、腹泻、慢性肠炎等患者宜食。

食用宜忌

芡实有收敛之功，患有便秘、尿赤的人以及产妇不宜食用。

芡实作为粗粮食用，可泡茶、煮汤、蒸饭、熬粥。但一次不能吃太多。

芡实宜与山药、鸡胗、鱼头等搭配食用。

芡实忌搭配蜂蜜。

选购与储藏

芡实以颗粒饱满均匀，无霉味、无酸臭味、无硫黄味、无病斑的为佳。

芡实宜置通风干燥处，防蛀。

美食推荐

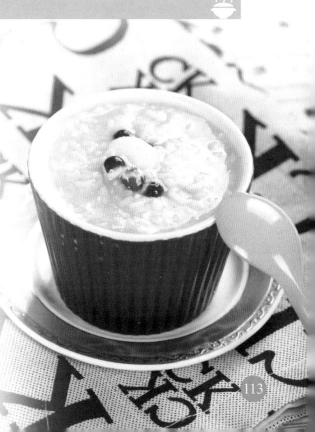

阳春白雪糕

原料 陈仓米、糯米各 500 克，芡实、白茯苓、炒山药、去心莲子各 125 克，白糖 100 克。

做法 ① 以上各味（除白糖外）分别研成细末。
② 粉末混匀，入蒸锅蒸熟，加入白糖，制成糕点或饼子形状，晒干即成。

养生功效 早晚酌量食用，可补脾养胃，适用于脾虚食少、便溏者。

芡实山药粥

原料 芡实、干山药片各 30 克，糯米 50 克，白糖（或盐）适量。

做法 ① 将芡实、山药片、糯米入锅，加水如常法煮粥。
② 待粥将成时，入白糖或盐调味，略煮即成。

养生功效 本粥每日早、晚食用，健脾益肾，对脾虚型腹泻有食疗效果。

粳米 ——健脾胃，止消渴

别名： 粳粟米、稻米

性味归经： 味甘，性平。

入脾、胃经

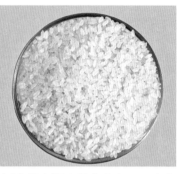

粳米是粳稻的种仁，性黏的为糯，不黏的为粳。粳米是中国人的主食之一。唐代杜甫诗中记载："稻米流脂粟米白，公私仓廪俱丰实。"它含近80%的碳水化合物，是热量的主要来源；还含有蛋白质、脂肪、膳食纤维以及多种矿物质，均为人体日常营养所需。粳米多用于煮粥、蒸饭，吸水性差，膨胀性小，也就是人们常说的"不出饭"，但煮熟后口感柔和，香气浓郁，有健脾胃、止消渴的食疗功效，为滋补之物。

营养成分表（单位：每100克含量）

		三大营养素			维生素					
热量	膳食纤维	蛋白质	脂肪	碳水化合物	维生素A	维生素B_1	维生素B_2	烟酸	维生素C	维生素E
1412千焦	2.80克	6.40克	1.20克	77.90克	28.10微克	0.06毫克	0.02毫克	0.67毫克	—	—

矿物质									
钙	磷	钾	钠	镁	铁	锌	硒	铜	锰
3毫克	69毫克	86毫克	2.70毫克	25毫克	0.20毫克	1.76毫克	4.17微克	0.23毫克	1.14毫克

药典论述

《本草纲目》："粳米，为五谷之长，人相赖以为命者也。"

《名医别录》："主益气，止烦，止泄。"

《滇南本草》："治诸虚百损，强阴壮骨，生津，明目，长智。"

食用价值

助消化

粳米做成粥或饭，可以补脾、养胃、清肺。米粥更能刺激胃液分泌，助消化，还能促进脂肪的吸收。

铁锅煮米饭时，常煳底，叫米锅巴。细细嚼食米锅巴，可养胃，对消化不良等胃病有食疗作用。

粳米与香菇、肉搭配，做成香菇饭，可用于慢性胃炎的辅助食疗。

稻有早稻、晚稻之分。早稻产于夏季，晚稻产于秋季。晚稻受天气影响，性多凉，故煮粥食用可止渴、除烦热。炒过的稻米或爆米花，胃寒的人食用较佳。

适用人群

体虚的人、大病初愈者、女性产后、消化能力弱的婴幼儿以及中老年人宜食。

患热病口渴者适合食用。

粳米含淀粉较多，糖尿病患者不宜多食。

食用宜忌

淘米时次数不超过 2 次为好，否则维生素 B$_1$、维生素 B$_2$、烟酸等会被水"淘"走，营养大量损失。

有阴虚火旺、热毒炽盛者，忌食粳米制成的爆米花。

选购与储藏

辨好坏：优质粳米米色清白、有光泽、呈半透明状，米粒大小匀实，无杂质；劣质粳米颜色发黄，米粒大小不匀，碎米较多结块。

辨新米、陈米：民间有"麦吃陈，米吃新"之说，新米口感更好。手摸粳米有凉爽感，为新米；手摸时有涩涩的感觉，则为陈米。

防潮：粳米生长水中，水湿气较大，应置阴凉、通风、干燥处保存。为防潮发霉，可放少量海带于米袋中。

防虫：花椒包入纱布中，放在米袋内可防虫蛀。

美食推荐

南瓜粥

原料 老南瓜 100 克，粳米 50 克，盐适量。

做法 南瓜去皮，洗净切细；粳米洗净，放入锅中，加清水适量煮粥，待沸时放入南瓜，至粥熟时，加盐调味即可。

养生功效 本粥补中益气，脾胃虚弱、营养不良的人宜常食。

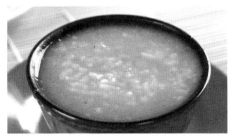

枸杞粥

原料 粳米 100 克，枸杞子 35 克。

做法 粳米淘洗干净，枸杞子洗净，二者同入锅中，加水适量，煮至粥成即可食用。

养生功效 枸杞子益肾滋肝，明目抗衰。常食本粥，可助人长寿。

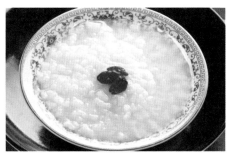

糙米 ——和五脏，美颜色

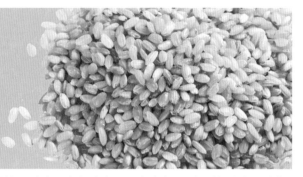

别名： 发芽米、玄米、灿米

性味归经： 味甘，性平。

入脾、胃经

糙米是稻米经过简单加工后的一种米。与粳米相比，它在加工时只是脱掉了稻壳，保留了皮层、精糊层、胚芽等，这些组织中含有丰富的矿物质、维生素、膳食纤维等成分，而粳米则连胚芽和米糠层都一并去掉了，所以糙米更有营养价值。

营养成分表（单位：每100克含量）

		三大营养素			维生素					
热量	膳食纤维	蛋白质	脂肪	碳水化合物	维生素A	维生素B_1	维生素B_2	烟酸	维生素C	维生素E
1374 千焦	5.90 克	7.50 克	1.10 克	78 克	—	0.07 毫克	0.02 毫克	0.94 毫克	9 毫克	0.46 毫克

矿物质									
钙	磷	钾	钠	镁	铁	锌	硒	铜	锰
12 毫克	112 毫克	109 毫克	1.70 毫克	28 毫克	0.1 毫克	0.15 毫克	2.76 微克	0.01 毫克	0.02 毫克

药典论述

《本草纲目》："和五脏，好颜色。"

《名医别录》："益气，止渴，止泄。"

《食疗本草》："止痢、补中益气、坚筋骨、和血脉之功。"

食用价值

调节免疫力

糙米贵在"糙"，因为只是简单加工，故保存了更多营养元素。与人们日常食用的粳米相比，糙米中蛋白质、脂肪、维生素、矿物质、膳食纤维等多种营养素均高。丰富的营养素可调节人体免疫力，保护心脑血管健康。

刺激肠道蠕动

糙米在加工时保留了大量的膳食纤维，能促进肠道蠕动，预防大便燥结和肠癌，对血糖高、血脂高的人也有益。

防治贫血

糙米可用于缺铁性贫血的辅助食疗。

可单味煮粥食，与红枣、枸杞子等养血之物同食，效果更佳。

糙米含有的胚组织，可以发芽，精米则无法发芽，这也是两者的主要区别之一。发芽糙米营养更丰富，常食可抑制皮肤黑色素产生，令肌肤嫩白。

适用人群

一般人均可食用，尤宜肥胖、"三高"、贫血、直肠癌等人群。

食用宜忌

淘米时，不要用力搓，减少水溶性维生素如维生素 B_1、维生素 B_2 等的流失。

糙米难煮，因此煮前用水浸泡一下较好；或者用高压锅煮。

糙米不宜与牛奶长期搭配食用，否则会损失维生素 A，破坏营养成分。

糙米口感较差，可与粳米、白面等搭配食用。

选购与储藏

好的糙米米粒饱满，无杂质，表面光滑、无斑点、颜色呈黄色。若颜色发暗、发黑，则是陈米，不宜选食。

储存时，宜放在干燥、密封的器皿内，置阴凉处。为避虫蛀，可在米中放儿瓣大蒜。

美食推荐

糙米橘皮柿饼汤

原料 糙米 100 克，橘子皮 10 克，柿饼 2 个，姜片 10 克。

做法 ① 糙米倒入热铁锅中，用小火炒至熟，不要炒煳。

② 取一砂锅，放入炒糙米、橘子皮、姜片、柿饼，加清水适量，煮沸即可。

养生功效 本汤润肺止咳，润肠通便，适用于咳嗽、便秘的人食用。

虾皮糙米粥

原料 糙米 100 克，猪小排 200 克，虾皮 20 克，盐、胡椒粉各适量。

做法 ① 糙米淘净，用冷水浸泡 2 小时，捞出沥水；排骨洗净，氽烫去腥，捞起沥干；虾皮用冷水浸软，去杂质。

② 将糙米、排骨共置锅中，加入水 2000 毫升，煮至排骨熟烂、粥成，加入虾皮，放入盐、胡椒粉调味即可。

养生功效 虾皮性温，通乳，与猪排同煮粥食，适用于产妇乳汁不下者。

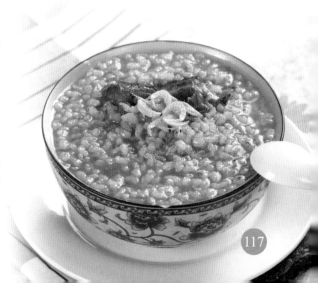

薏米 ——健脾渗湿，轻体美容

别名： 薏苡仁、苡米、苡仁、薏仁、起实、薏珠子

性味归经： 味甘、淡，性微寒。入脾、肺、胃经

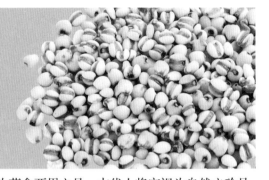

薏米是禾本科植物薏苡的种仁，为药食两用之品。古代人将它视为自然之珍品，用于祭祀，现代人视其为营养丰富的盛夏消暑佳品，它除药用和酿酒外，主要作为粮食和补品食用。用法有熬薏米汤、煮薏米粥、煮薏米饭等，也可以磨成粉煮粥。其富含亮氨酸、精氨酸、赖氨酸等氨基酸类成分，脂肪、糖类等也较丰富，是一种理想的保健品。入药时，主治湿热、脾虚腹泻、肌肉酸痛、关节疼痛等症。

营养成分表（单位：每 100 克含量）

		三大营养素			维生素					
热量	膳食纤维	蛋白质	脂肪	碳水化合物	维生素A	维生素B₁	维生素B₂	烟酸	维生素C	维生素E
1494千焦	2克	12.80克	3.30克	69.10克	—	0.22毫克	0.15毫克	2毫克	—	2.08毫克
矿物质										
钙	磷	钾	钠	镁	铁	锌	硒	铜	锰	
42毫克	217毫克	238毫克	3.60毫克	88毫克	3.60毫克	1.68毫克	3.07微克	0.29毫克	1.37毫克	

药典论述

《神农本草经》："主筋急拘挛，不可屈伸，风湿痹，下气。"

《本草纲目》："健脾益胃，补肺清热，去风胜湿。炊饭食，治冷气；煎饮，利小便热淋。"

《本草新编》："薏仁最善利水，不至损耗真阴之气，凡湿盛在下身者，最宜用之。"

食用价值

缓解关节疼痛

薏米有健脾渗湿的功效，对风、湿等邪气入侵人体引发的痹症有食疗作用，

例如类风湿性关节炎。食用薏米后，可缓解肢体关节疼痛、去麻木、消水肿。食疗时，可将薏米与粳米共煮粥，坚持服食必见效果。

美白肌肤

薏米富含维生素 B_1、维生素 E，具有改善肤色，消除粉刺、色斑、老年斑的食疗作用。薏米所含的蛋白质分解酶能软化皮肤角质，改善粗糙的肤质。用于美白时，常与萝卜、牛奶等同食。

另外，薏米还有一定的杀菌、抗病毒作用，可缓解扁平疣、寻常性赘疣等。

轻体减肥

薏米属于低脂、低热量的谷物，可用于减肥。中医认为，人体湿气重，血气运行不畅，痰湿加重，故常致人肥胖、浮肿，薏米能除湿邪，打通血气，故可减肥轻体。与山楂同用，减肥效果好。

抗癌

现代研究发现，薏米辅助抗癌效果也不错，例如胃癌、子宫癌、皮肤癌等。当癌症患者在放化疗期间出现白细胞下降、食欲不振、浮肿时，不妨以薏米佐餐。

适用人群

一般人都可食用，痰湿型体质者效果尤佳。

薏米性微寒，阳虚怕冷的人不宜常食。

孕妇及行经期的女性最好不吃。

汗少、便秘者及婴幼儿不要食用。

食用宜忌

薏米不容易煮熟，煮之前最好用水浸泡 3 小时以上。

薏米不易消化，一次不宜吃太多，30 克左右为宜，以免妨碍消化。

选购与储藏

以颗粒饱满，有光泽，白色或黄白色，抓一把没有粉末留在手里的为佳。

薏米应装入有盖密封容器内，阴凉、通风、干燥处保存。

美食推荐

扁豆薏米炖鸡爪

（原料）扁豆 2 克，薏米 2 克，鸡爪 50 克，姜 1 片，盐适量。

（做法）① 鸡爪洗净，用沸水焯烫一下，捞出。② 鸡爪、扁豆、薏米、姜片一起放入汤煲内，加水适量，煮至熟，放盐调味即成。

（养生功效）扁豆、薏米均为健脾除湿之品，炖煮鸡爪食用，有舒筋活络、减轻肢体拘挛的食疗效果。

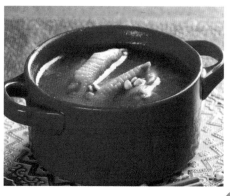

小米 ——和中，补虚，安神

别名：粟米
性味归经：味甘、咸，性寒。
入肾、脾、胃经

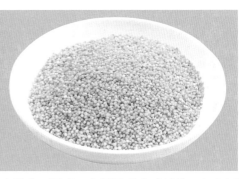

谷子，也称粟，去皮后就叫小米。小米粒小，圆形，色泽呈乳白或淡黄，入食历史悠久，早在8000年前，黄河流域就已广泛种植了，所以古有"五谷杂粮，谷子为首"的说法。小米含有丰富的碳水化合物、色氨酸、蛋白质、维生素等营养成分，养生效果极佳，常食可以除湿、健脾、和胃、安眠。夏天喝小米粥，消暑解渴的效果非常好。除直接食用外，小米还可酿酒、酿醋，例如山西陈醋是以小米为主要原料制成的。

营养成分表（单位：每100克含量）

		三大营养素			维生素					
热量	膳食纤维	蛋白质	脂肪	碳水化合物	维生素A	维生素B_1	维生素B_2	烟酸	维生素C	维生素E
1498千焦	1.6克	9克	3.10克	73.50克	17微克	0.33毫克	0.10毫克	1.50毫克	—	3.63毫克

				矿物质					
钙	磷	钾	钠	镁	铁	锌	硒	铜	锰
41毫克	229毫克	284毫克	4.30毫克	107毫克	5.10毫克	1.87毫克	4.74微克	0.54毫克	0.89毫克

药典论述

《日用本草》："和中益气，止痢，治消渴，利小便，陈者更良。"

《滇南本草》："主滋阴，养肾气，健脾胃，暖中。治反胃，小儿肝虫，或霍乱吐泻，肚疼痢疾，水泻不止。"

《本草纲目》："煮粥食益丹田，补虚损，开肠胃。"

食用价值

和中健胃

小米能养脾胃，和中，对反胃、呕吐、消化不良引起的腹泻以及痢疾有一定的食疗作用。例如改善小儿消化不良时，小米可与山药一同炒后研细末，加水煮成糊食用；缓解腹泻时，可以小米搭配山药、红枣煮粥。

调养产妇

产妇身体虚弱，脾胃不佳时，可多食滋阴养血的小米粥。小米粥易于消化，滋补作用也很强。

安神助眠

人体脾肾虚弱日久，多会失眠，睡不好觉。小米具有养心安神的作用，与桂圆煮粥常食用，让人睡得香。

适用人群

一般人均可食用，尤宜患者、产妇、老人。

气滞者忌食。

小米性寒，身体虚寒、小便清长的人少食。

食用宜忌

小米缺乏赖氨酸，宜与豆类、肉类搭配食用。

发霉的小米不能吃，被黄曲霉菌污染，易致癌。

选购与储藏

新米颜色微黄，色泽鲜艳，旧米则比较晦暗；用手搓米，手掌发黄就可能是商家添加了色素。新鲜小米，有一股小米的正常气味；染色后的小米，闻之有染色素的气味，例如用姜黄素就有姜黄气味。

密封，阴凉处保存，夏天也可以放入冰箱，避免生虫。

美食推荐

小米桂圆粥

（原料）小米 60 克，桂圆 30 克，红糖适量。

（做法）① 小米淘洗干净，桂圆洗净。

② 小米、桂圆一起放入锅中，加水适量，熬煮成粥，放入红糖调匀即成。

（养生功效）本粥能补血养心，安神益智，适于失眠健忘患者、受惊吓的小儿食用。

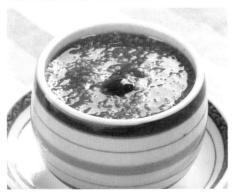

鸡肝小米粥

（原料）小米 100 克，鸡肝 30 克，菟丝子 15 克，黄酒、酱油、盐、味精各适量。

（做法）① 鸡肝切成薄片，用黄酒、酱油腌渍入味，菟丝子洗净，剁成碎末。

② 小米淘洗干净，倒入锅中，加水约 1000 毫升，用大火烧沸，倒入菟丝子末、鸡肝片，用小火慢慢熬至将熟，放入盐、味精调味，稍煮即成。

（养生功效）本粥补肝养血，和胃明目，适用于孕妇肝血不足引起的两眼昏花、夜盲症等的辅助食疗。

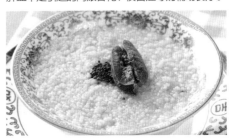

黍米——补虚，止泻，益肺

别名：大黄米

性味归经：味甘，性平。
入脾、胃、肺、大肠经

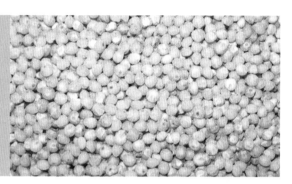

　　黍米形似小米，其米比小米稍大，煮熟后有黏性，也有不黏的。因其米色的不同，有黄黍、白黍、青黍、赤黍等品种。其营养高于粳米和小麦，含人体所需的8种氨基酸、碳水化合物及钙、镁、锌等矿物质，蛋氨酸尤多。黍米性糯，跟糯米一样有黏性，故北方人常用它做年糕、元宵、驴打滚等面点。黍米还具有一定的药用价值，可补中益气。

营养成分表（单位：每100克含量）

	三大营养素				维生素					
热量	膳食纤维	蛋白质	脂肪	碳水化合物	维生素A	维生素B₁	维生素B₂	烟酸	维生素C	维生素E
1460千焦	3.50克	13.60克	2.70克	67.60克	—	0.30毫克	0.09毫克	1.40毫克	—	1.79毫克
矿物质										
钙	磷	钾	钠	镁	铁	锌	硒	铜	锰	
30毫克	244毫克	201毫克	1.70毫克	116毫克	5.70毫克	3.05毫克	2.31微克	0.57毫克	1.50毫克	

药典论述

　　《吴普本草》："益气补中。"

　　《名医别录》："丹黍米，主咳逆，霍乱，止泄，除热，止烦渴。"

　　《服食导饵》："补脾和胃，消食止泻，益肺益气。"

食用价值

补虚损，令人强壮

　　黍米含蛋白质近14%，高于大麦、小麦、小米等大部分谷物，而且较小麦等所含的蛋白质更易于被人体吸收。另外，黍米还含有人体必需的8种氨基酸，蛋氨酸含量也较高。因此，食用黍米可补人体虚，令人强壮，疗血气亏损、乏力。中老年人体虚消瘦时，可用黍米与羊肉同煮食。

除胃寒痛、腹泻

黍米有和中益气的作用，可缓解脾胃虚寒引起的胃痛、腹泻。用于食疗时，可直接将黍米煮粥食用。或将黍米炒过，与党参同煮水，代茶饮。

补肺虚

黍米煮粥食用，能补肺虚，可用于肺虚咳嗽、肺结核盗汗等的辅助食疗。

降胆固醇

黍米含有近 4% 的膳食纤维，高于粳米。这些膳食纤维进入人体后，能与饱和脂肪酸结合，防止血浆中胆固醇的形成，减少脂质在血管内沉积的数量，软化血管，降低血管脆化、冠心病的发生。

适用人群

体虚、胃弱腹泻的人宜食。

身体燥热者、老年人慎食。

食用宜忌

黍米宜与小米、红豆、栗子等搭配食用，营养更均衡。

黍米性糯，难以消化，忌多食，尤其是晚餐。

选购与储藏

黍米比小米粒大，颜色淡黄，煮后口感越黏的越好。

黍米爱生虫，应选玻璃罐、塑料瓶等密闭容器存放，尤其在夏天，不要长时间曝露在空气中。

美食推荐

黄酒核桃泥汤

原料 核桃仁 5 个，白糖 50 克，黄酒（黍米为原料）50 毫升。

做法 前两味放在瓷碗中捣成泥状，放入锅中，加黄酒小火煎煮 10 分钟，每日服 2 次。

养生功效 适用于神经衰弱、头痛、失眠、健忘、久喘、腰痛、习惯性便秘等症的辅助食疗。

党参黄米茶

原料 党参 30 克，炒黄米 30 克。

做法 二味入锅内，加水 4 碗煎至 1 碗半，代茶饮，隔日服 1 次。

养生功效 适用于脾阳虚食少、倦怠、形寒肢冷、大便溏泄、肠鸣腰痛、女性白带清稀、舌淡苔白、脉虚弱沉迟者的辅助食疗。

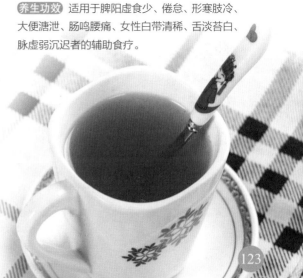

黑米——健脾暖身，补血益气

别名： 乌米、药米、长寿米
性味归经： 味甘，性平。
入脾、胃经

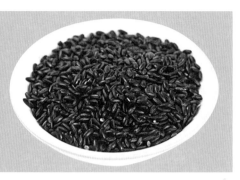

　　黑米是稻米中的珍贵品种，外表色黑，煮出来的米粥清香油亮，软糯甜香，故有"黑珍珠"的美誉。黑米的营养丰富，含蛋白质、B族维生素、维生素E、钙、钾、铁、锌等营养成分，对人体滋补作用很强。另外，黑米更含有粳米所缺乏的叶绿素、花青素、胡萝卜素等特殊成分，故比粳米补人。

营养成分表（单位：每100克含量）

		三大营养素				维生素				
热量	膳食纤维	蛋白质	脂肪	碳水化合物	维生素A	维生素B$_1$	维生素B$_2$	烟酸	维生素C	维生素E
1393千焦	3.90克	9.40克	2.50克	72.20克	—	0.33毫克	0.13毫克	7.90毫克	—	0.22毫克

				矿物质					
钙	磷	钾	钠	镁	铁	锌	硒	铜	锰
12毫克	356毫克	256毫克	7.10毫克	147毫克	1.60毫克	3.80毫克	3.20微克	0.15毫克	1.72毫克

药典论述

　　《本草纲目》："滋阴补肾，健脾暖胃，明目活血。"

食用价值

强体暖身

　　我国有"逢黑必补"的说法，黑米入脾、胃，故被视为强体暖身之佳品。鸡、羊肉均为滋补品，可与黑米搭配，做成黑米羊肉饭、黑米煮鸡等。冬日天气寒冷，食黑米可御寒，最宜煮粥吃。

补益肝肾

　　黑色入肾，黑米补肾益肝的作用较突出。人到老年多肾虚，肾虚的表现之一就是尿频，夜尿多，吃黑米可以养肾、减少夜尿。

补血

黑米的补血效果很好，能改善缺铁性贫血。故人们常称黑米为"补血米"。食用时，可将黑米煮汤圆，或与红豆、花生、桂花等一起煲粥。

养护血管、抗心衰

黑米含有黄酮类化合物，其作用于血管，能减轻血管脆性，防止血管破裂，止出血。另外，黑米还有改善心肌营养，降低心肌耗氧量的食疗作用。

适用人群

少年白发、女性产后虚弱、体虚贫血、肾虚等人食用很好。

消化能力弱或患消化不良的人，不宜食用。

食用宜忌

每次食用 50 克为宜。

黑米可直接煮食，也可与糯米等搭配食用。食用前若浸泡一夜，更易煮熟。

黑米未煮烂就食用，易致胃肠不适。

选购与储藏

优质黑米表面有亮光，米粒大小均匀，无杂质。反之，色泽暗淡，米粒大小不均匀、碎米多、有虫、有结块的黑米品质差。

取几粒黑米放入嘴中咀嚼，味香者质优，无味或有异味、酸味的质差。

黑米应放通风、干燥处保存，防潮。

美食推荐

人参冰糖黑米粥

原料 黑米 100 克，人参 8 克，冰糖 30 克。

做法 ① 黑米淘洗干净，浸泡数小时；人参润透，洗净，切薄片。

② 黑米、人参入锅，加水适量，用大火烧沸，再改用小火煮 50 分钟，放入冰糖稍煮即成。

养生功效 本粥补元气，调精神。适用于气虚、失眠、神经衰弱等症的食疗。

杂豆糊

原料 黄豆、黑豆、绿豆、红豆、黑米各 50 克，红糖适量。

做法 ① 黑豆、黄豆、红豆、绿豆和黑米洗干净后，加入清水，浸泡一夜。

② 泡好的豆子和米放入蒸锅中，大火煮沸后改中火蒸 40 分钟；蒸好后拿出，趁热加入适量的红糖，拌匀，放凉。然后分次加入搅拌器中，慢慢搅拌，直到打成糊即可。

养生功效 中医养生学认为："红豆补心脏，黄豆补脾脏，绿豆补肝脏，白豆补肺脏，黑豆补肾脏，五豆补五脏"。豆类富含蛋白质，不含胆固醇，含有丰富的赖氨酸和生物类黄酮，享有"植物肉"的美誉。

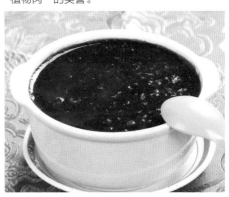

糯米 ——补虚止汗，暖胃益肺

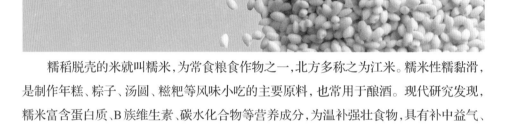

别名：江米、元米

性味归经：味甘，性温。

入脾、肺经

糯稻脱壳的米就叫糯米，为常食粮食作物之一，北方多称之为江米。糯米性糯黏滑，是制作年糕、粽子、汤圆、糍粑等风味小吃的主要原料，也常用于酿酒。现代研究发现，糯米富含蛋白质、B族维生素、碳水化合物等营养成分，为温补强壮食物，具有补中益气、健脾养胃、止虚汗的保健功效，对食欲不佳、腹胀、腹泻有一定缓解作用。

营养成分表（单位：每100克含量）

		三大营养素			维生素					
热量	膳食纤维	蛋白质	脂肪	碳水化合物	维生素A	维生素B$_1$	维生素B$_2$	烟酸	维生素C	维生素E
1456千焦	0.80克	7.30克	1克	77.50克	—	0.11毫克	0.04毫克	2.30毫克	—	1.29毫克

矿物质									
钙	磷	钾	钠	镁	铁	锌	硒	铜	锰
26毫克	113毫克	137毫克	1.50毫克	49毫克	1.40毫克	1.54毫克	2.71微克	0.25毫克	1.54毫克

药典论述

《本草纲目》："暖脾胃，止虚寒泄痢，缩小便，收自汗，发痘疮。"

《名医别录》："温中，令人多热，大便坚。"

《食性本草》："能行荣卫中血积。解芫菁毒。"

食用价值

补虚止汗

糯米非常适合体虚以及自汗、盗汗的人食用，有补虚止汗的作用。例如，改善体虚不足，糯米可与猪肚一同蒸食；女人产后体虚，可用糯米酒与鸡、红枣、生姜同蒸食；体虚自汗、盗汗，可用糯米与猪肉煮食。

暖脾胃、防寒

糯米热量高，煮粥喝暖脾胃，冬季食用可御寒保暖。因为能温中，身热、大便燥结的人尽量少吃，否则易致便秘。

脾胃受凉，人多拉肚子，喝糯米粥能止泻。腹泻日久，食欲不振的人，可将糯米炒熟研粉，与山药搭配煮汤食用。

补肺

糯米入肺经，能补肺，缓解肺热咳嗽；又能固表，防治自汗。以糯米煮粥食对咳嗽、体虚盗汗有辅助食疗功效。

适用人群

一般人均可食用，更适合体虚多汗、脾虚腹泻的人。

痰多身热、腹胀、消化不良以及糖尿病患者忌食。

食用宜忌

糯米煮粥喝最易被人体消化吸收，能养胃气。

糯米性黏滞，难消化，不可多食。每次 50 克左右为宜。

糯米食物需加热食用，老人、小孩应尽量不要吃糯米糕。

选购与储藏

米粒较大，颜色洁白的，有米香，无杂质的糯米质量好。

糯米应放干燥处保存。

美食推荐

黑豆红枣糯米粥

原料 糯米 50 克，黑豆 25 克，红枣 15 颗，红糖 20 克。

做法 ① 红枣洗净去核；黑豆洗净，用水浸泡 5 个小时；糯米淘洗干净。

② 上三味同置锅中，加水适量，煮至粥熟，加入红糖稍煮即成。

养生功效 本粥味道甜美，具有补中益气、健脾养胃、补血安神的功效，适用于体虚的人常食。

红枣百合粥

原料 糯米 60 克，薏米 30 克，红豆 30 克，红枣 10 颗，百合 20 克。

做法 ① 将糯米、薏米、红豆淘洗干净，浸泡 6 小时以上；百合、红枣洗净备用。

② 将泡好的糯米、薏米、红豆与百合、红枣一起放入锅内煮粥，煮至熟烂即可。

养生功效 这是女性非常喜欢的一款粥品，它色泽清亮、香气诱人，有安神健脾、定人心神、滋润肌肤、防止衰老、减少皱纹的食疗功效。

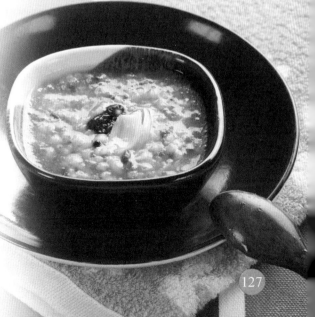

黑糯米——强骨益齿，补益产妇

别名： 黑壳糯、黑乌糯、补血糯
性味归经： 味甘，性温。
入脾、肺、肾经

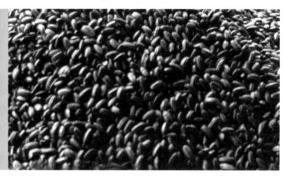

黑糯米是稻米的一种，种皮黑色，泡入水中，可见水色变深。黑糯米营养丰富，所含的蛋白质、赖氨酸、维生素 B2 等均高于白糯米，故食用价值和药用价值非常高。人们将它称为"黑珍珠"，认为它具有滋补强身的作用，尤宜体虚、产妇等人群食用。

营养成分表（单位：每 100 克含量）

		三大营养素				维生素				
热量	膳食纤维	蛋白质	脂肪	碳水化合物	维生素A	维生素 B$_1$	维生素 B$_2$	烟酸	维生素C	维生素E
1435 千焦	1.40 克	8.30 克	1.70 克	73.70 克	—	0.31 毫克	0.12 毫克	4.2 毫克	—	1.36 毫克

钙	磷	钾	钠	镁	铁	锌	硒	铜	锰
13 毫克	183 毫克	219 毫克	4.0 毫克	16 毫克	3.9 毫克	2.16 毫克	2.88 微克	0.29 毫克	2.37 毫克

药典论述

《玉林州志》："（黑糯）用浸酒，补血。"

食用价值

补肾效果好

黑糯米重要的食用价值之一就是补肾益精。例如，肝肾虚引起的头晕耳鸣、腰膝酸软等，可与枸杞子搭配食用；若黑糯米与桑葚、黑芝麻等同食，则能滋养肾气，使头发乌黑发亮，防止早白、干枯。

健骨益齿

常食黑糯米，能健骨益齿，预防牙齿松脱等老年问题。尤其是将黑糯米与猪骨等炖食，效果更佳。

补血补虚

产妇身体元气大损，需吃滋补品，黑糯米是备选食物之一。将黑糯米煮粥食，不仅可滋补产妇之体虚，还能增加乳汁分泌。

适用人群

体虚、发早白、产妇等人群宜食。

消化不良、易胀气者不要食用。

食用宜忌

黑糯米性黏，每餐食用 50 克以内为宜。

补虚养肾时，黑糯米宜与黑芝麻、桑葚等黑色食物同食。

黑糯米做成的米糕等食物，小儿、老人最好少吃或不吃。

选购与储藏

黑糯米以颗粒形状完整、种皮色泽黑亮的为佳。黑糯米种皮为黑色，米心为白色。若剥开种皮见到黑色米心的，为假冒品，多经化学浸染而成。

黑糯米需放通风干燥处存放。

美食推荐

黑糯米寿司

(原料) 黑糯米 300 克，圆糯米 300 克，肉松 150 克，菠菜 300 克，胡萝卜 450 克，小黄瓜 100 克，鸡蛋 3 个，紫菜 30 克，白糖 80 克，白醋 50 克，盐适量。

(做法) ① 黑糯米泡水 4 小时，圆糯米泡水 2 小时，沥干水分。放入电锅中加水 500 毫升煮熟；白糖、白醋趁热与糯米饭拌匀，放凉。

② 菠菜取叶部，与紫菜同长度；放入滚水中，加少许盐，再过凉水后挤干水分。胡萝卜切条后入滚水中略煮片刻。鸡蛋打散，加盐调味，放入平底锅中煎成一长方形厚片，取出切 6 个长条。

③ 小黄瓜洗净，去两端。对剖两半、各切成 3 个长条，加少许盐拌腌至软；沥水。

④ 竹帘垫底，铺上紫菜。放入约 1 碗的糯米饭摊平压紧，中间放入肉松、菠菜、胡萝卜、鸡蛋、小黄瓜。卷成圆筒状，压紧，接口处以米饭粘连。切片食用。

(养生功效) 常食黑糯米可补血，适合发育中的青少年食用。

黑糯米粥

(原料) 黑糯米 100 克，红枣 30 克，桂圆 10 克，红糖适量。

(做法) ① 红枣、桂圆分别洗净，备用；黑糯米淘洗干净。

② 黑糯米、红枣、桂圆同置锅中，加水适量，煮至粥成，放入红糖调味即可。

(养生功效) 本粥味道香甜，具有温肾、健脾、补血的食疗功效。

黑糯米八宝粥

(原料) 黑糯米、白糯米、燕麦、红枣、枸杞子、松子、莲子、桂圆各适量。

(做法) ① 将枸杞子、燕麦、莲子用温水略泡。

② 全部原料放入锅中，加适量水，煮至粥成即可。

(养生功效) 本粥将多种谷粮与干果搭配，营养丰富，滋补强身作用明显。

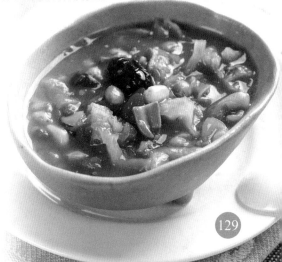

紫米 ——滋补身体，壮骨，抗疲劳

别名： 紫糯米、接骨糯、紫珍珠
性味归经： 味甘，性温。
入脾、胃、肺经

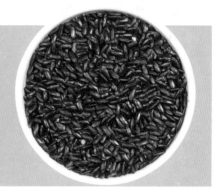

　　紫米属于特种稻，全国仅产在云南、贵州等少数地区。米粒细长，表皮呈紫色，故名。它的营养极其丰富，含有赖氨酸、色氨酸、维生素 B_1、维生素 B_2 等，也能补充人体所需的铁、锌、钙、磷等矿物质。紫米有"药谷"之称，煮出的粥饭味道香，软糯适口；民间视之为滋补佳品，有补血、健脾、理中及改善神经衰弱等的食疗功效。

营养成分表（单位：每 100 克含量）

热量	膳食纤维	三大营养素			维生素					
		蛋白质	脂肪	碳水化合物	维生素 A	维生素 B_1	维生素 B_2	烟酸	维生素 C	维生素 E
1435 千焦	1.40 克	8.30 克	1.70 克	75 克	—	0.31 毫克	0.12 毫克	—	—	1.36 毫克

矿物质									
钙	磷	钾	钠	镁	铁	锌	硒	铜	锰
13 毫克	183 毫克	219 毫克	4 毫克	16 毫克	3.90 毫克	2.16 毫克	2.88 微克	0.29 毫克	2.38 毫克

药典论述

　　《本草纲目》："滋阴补肾，健脾暖肝，明目活血。"

食用价值

滋补身体

　　紫米含有较多的氨基酸，赖氨酸含量尤其丰富，使紫米中蛋白质的质量更高，高质量的蛋白质能助人增强体质，延年益寿。因此，老人、儿童适量食紫米滋补作用甚佳。

防贫血、抗疲劳

　　紫米含铁量丰富，经常食用，能维持体内铁平衡，防止缺铁性贫血症的发生，令皮肤红润有光泽；亦能增强抗病力，防止疲劳。例如，改善贫血，可与红豆、红枣等搭配食用。

维持骨骼健康

紫米中含钙丰富，经常食用可保证人体内钙质平衡，防止更年期骨质疏松症、肌肉痉挛、牙齿松动脱落等。古人认为紫米入药，能使断骨复续，故有"接骨糯"之称。

充足的钙对睡眠也有一定的促进作用，可改善失眠症状。

平稳血糖

紫米含较丰富的膳食纤维，淀粉消化速度也较慢，可以很好地控制餐后血糖，防止血糖剧烈波动。

适用人群

一般人均可食用，特别是体虚、肾虚、贫血以及新产妇、少年白发的人宜食。

紫米性温，体热、咳嗽痰多、消化能力差的人宜少食。

食用宜忌

紫米黏糯较难消化，每次摄入量应控制以不超过 50 克为好。以早餐食用最佳。

紫米单独煮粥，或与麦片、莲子、粳米搭配食用，易于人体消化吸收。

紫米难以煮熟，煮前应以水浸泡，或用高压锅煮。

紫米入水会掉色，造成营养成分流失，故不要用手搓洗。

选购与储藏

紫米以米粒细长，颗粒饱满均匀者为佳。失去米香的，说明存放过久。

紫米抓握手中，手掌可染紫黑色；刮去米粒外皮，米粒仍呈紫白色。这是辨别伪冒品的重要方法。

紫米可存放在干燥、密封的容器内，并置于阴凉处保存。为防米生虫，可在容器内放几瓣大蒜，能保存 3 个月左右。

美食推荐

核桃枸杞紫米粥

原料 紫米 50 克，核桃仁 50 克，枸杞子 10 克。

做法 ① 将紫米、核桃仁和枸杞子洗净。
② 先将紫米放入锅内，并加清水煮沸，然后改小火继续煮 30 分钟。
③ 将核桃仁碾碎，大小与枸杞子相当；将核桃仁、枸杞子放入锅内，继续煮 15 分钟即可。

养生功效 紫米富含蛋白质、脂肪及钙、磷、锌等矿物质元素，常食对人体有补益作用。

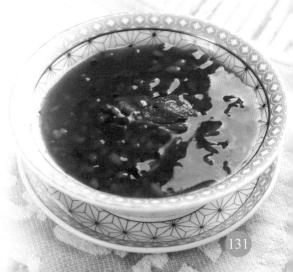

红米 ——补血强身，营养神经

别名： 鸭血糯、红莲糯
性味归经： 味甘，性温。
入脾、胃经

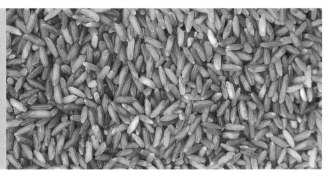

红米为红糯稻的种仁，米色粉红，米粒长且有香气，跟黑米一样，都属于特种稻米。作为杂粮，红米可做汤、粥或其他主食等，米质较糙，食用时没有粳米柔和的口感，因此单独入食不讨人喜欢。不过，红米营养丰富，富含蛋白质、碳水化合物、铁、磷、B族维生素等，补益人体作用非常强。另外，红米还可以酿红米酒，酒色发红，宛如葡萄酒，备受女性青睐。传统医学认为，常食用红米能够滋身补血，改善营养不良，抗疲劳，亦能防肿瘤。

营养成分表（单位：每100克含量）

	三大营养素				维生素					
热量	膳食纤维	蛋白质	脂肪	碳水化合物	维生素A	维生素B₁	维生素B₂	烟酸	维生素C	维生素E
1435千焦	1.40克	8.30克	1.70克	75.10克	—	0.31毫克	0.12毫克	4.20毫克	—	0.19毫克

矿物质									
钙	磷	钾	钠	镁	铁	锌	硒	铜	锰
13毫克	183毫克	219毫克	4.00毫克	16毫克	3.90毫克	2.16毫克	2.88微克	0.29毫克	2.37毫克

药典论述

《食疗本草》："主益气，止烦（止）泄。"

《本草纲目》："粳米赤者粒大而香，水渍之有味益人。"

食用价值

强身健脾

红米富含碳水化合物、蛋白质，特别是煮粥食用，可以补益脾胃，暖身御寒，令身体强壮。

中医有"红色补血"之说，而红米富含铁，这种矿物质参与着血红蛋白的合成，是人体造血必不可缺少的物质之一。人体如果缺铁，多会出现缺血性贫血，症见面色萎黄、精神不济等。红米补血，宜与补血的食物例如红枣等搭配煮粥食用，效果更佳。

营养神经

红米富含 B 族维生素，其作用于人的大脑，可辅助改善神经系统问题，抑制失眠、健忘。食用时，红米搭配莲子煮粥，效果更好。

降低血清胆固醇

红米中的活性成分进入血液中，可以减少血液中不良胆固醇的含量，清除血液中的垃圾毒素，降低高脂血症、高血压、动脉硬化等慢性病的发病率。

对抗结肠癌

红米含泛酸、维生素 E、谷胱甘肽等有益成分，它们能防止细胞的氧化，防止细胞癌变，预防结肠癌效果明显。

适用人群

贫血、失眠、结肠癌、心脑血管疾病的人宜食。

胃肠功能不佳者少食。

食用宜忌

红米煮熟后应趁热食用，凉后吃起来口感较硬。

红米米质较粗糙，口感不佳，宜搭配其他米粮共食。

选购与储藏

红米以外观饱满、完整、有光泽、无破碎、无虫蛀的为优。

红米装入密闭容器中，置阴凉、通风、干燥处可长时间保存。受潮易生虫。

美食推荐

三红粥

原料 红米 100 克，红豆 50 克，红枣 10 颗。

做法 ① 红米淘洗干净；红豆去杂，洗净；红枣洗净，泡发，去核。

② 红米、红豆共置锅中，加水适量，煮至粥沸，加入红枣，改小火煮至粥熟即成。

养生功效 本粥具有补血益气的食疗作用，体虚的人宜食。

芦根红米粥

原料 红米 50 克，芦根 30 克。

做法 ① 芦根洗净，入锅，加清水 1500 毫升，水煎取汁 1000 毫升。

② 红米淘洗干净，与芦根汁共煮粥，粥熟即成。

养生功效 本粥具有清血、生津止渴的保健功效。

黄豆 ——宽中，润燥，抗癌，催乳

别名： 大豆、黄大豆

性味归经： 味甘，性平。

入脾、肾经

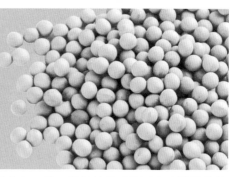

　　不食肉的人应该常吃黄豆。黄豆蛋白质丰富，是一种能替代动物蛋白质的植物性食物，同时有助于降低人体血液胆固醇水平，促进肾功能与骨骼健康。另外，黄豆还含有脂肪酸、多种维生素、钙、异黄酮等成分，对人体保健作用极大。中医认为，黄豆宽中、下气、利大肠、消水肿毒，是食疗佳品。黄豆吃法丰富，可直接入菜，或做面点，或榨油，或生发豆芽，豆腐、豆浆、豆皮等豆制品均以黄豆为原料加工而成。

营养成分表（单位：每 100 克含量）

		三大营养素			维生素					
热量	膳食纤维	蛋白质	脂肪	碳水化合物	维生素 A	维生素 B₁	维生素 B₂	烟酸	维生素 C	维生素 E
1502 千焦	15.50 克	35 克	16 克	18.70 克	37 微克	0.41 毫克	0.20 毫克	2.10 毫克	—	18.90 毫克

				矿物质					
钙	磷	钾	钠	镁	铁	锌	硒	铜	锰
191 毫克	465 毫克	1503 毫克	2.20 毫克	199 毫克	8.20 毫克	3.34 毫克	6.16 微克	1.35 毫克	2.26 毫克

药典论述

　　《日用本草》："宽中下气，利大肠，消水胀。治肿毒。"

　　《本草汇言》："煮汁饮，能润脾燥，故消积痢。"

　　《贵州民间方药集》："用于催乳；研成末外敷，可止刀伤出血，及拔疔毒。"

食用价值

预防心血管疾病

　　黄豆中大豆蛋白、卵磷脂等成分，能降低血脂，清除血管壁上的胆固醇，防止血管硬化，降低患心血管病的概率。

健脾宽中

　　小儿脾虚，多患单纯性消化不良，可以吃黄豆消除腹部胀满。不过，黄豆不能炒食，炒过的黄豆宽中下气的作用就没有了；也不宜多食，多食反而可致胀气。

润燥护肤

黄豆富含蛋白质、维生素 A、维生素 D 等成分，常食可以营养肌肤，防止皮肤干燥粗糙。润燥护肤的最佳吃法就是将黄豆榨成豆浆饮服。

抗癌

黄豆中含有异黄酮成分——一种抗癌物质，对乳腺癌、卵巢癌、前列腺癌等有明显的抑制作用。

催乳

黄豆有催乳的功效，故产妇不下奶时，常用黄豆与猪蹄、花生等搭配，煮汤食用。一般喝几次，可使产妇奶水变充足，效果很好。

适用人群

少年儿童、中老年人宜食，心脑血管疾病、糖尿病、气血不足、营养不良、癌症等人尤宜。患有慢性消化道疾病，例如胃脘胀痛、腹胀等人应少食。

食用宜忌

黄豆以每次食用 30～90 克为宜，多食可能引起腹胀。

黄豆宜煮食，不宜炒食。必须烹制熟透，否则食后可致恶心、呕吐。

选购与储藏

黄豆以颗粒饱满，质地坚硬，颜色润泽，无破损、无霉变的为好。

宜置干燥处保存。

美食推荐

黄豆排骨汤

原料 黄豆 100 克，排骨 250 克，盐、味精适量。

做法 ① 黄豆去杂，洗净；排骨洗净，斩小段。

② 黄豆放入砂锅中，加水适量，煮至黄豆开裂，放入排骨，炖至酥烂，放入盐、味精调匀即成。

养生功效 本汤具有健脾宽中、润燥消肿的食疗功效，也是补钙佳食。

黄豆炖蹄筋

原料 黄豆 100 克，牛蹄筋 250 克，姜末、黄酒、盐、鸡汤各适量。

做法 ① 黄豆去杂，洗净；牛蹄筋发好洗净，切段，焯水。

② 锅中倒入鸡汤和姜末，煮开后放入蹄筋、黄豆，大火烧沸，调入黄酒，改小火炖至汁浓，放盐调味即成。

养生功效 本汤有美容养颜之功，尤其适宜爱美的女性食用。

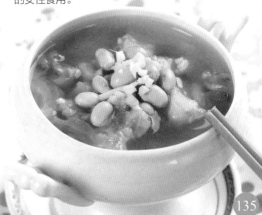

黑豆 ——补肾利水，除皱，改善视力

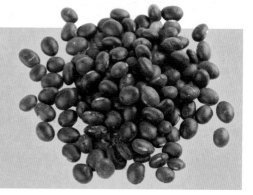

别名： 黑大豆、乌豆、冬豆子

性味归经： 味甘，性平。

入脾、肾经

黑豆是一种营养丰富的豆科食物，富含花青素，还含有蛋白质、B 族维生素、胡萝卜素、叶酸等对人体有益的成分。与黄豆一样，黑豆中蛋白质含量也很丰富，而且属于优质蛋白质。黑豆中的矿物质，例如锌、镁、硒等的含量也很高，对延缓人体衰老、降低血液黏稠度起着非常重要的作用。黑豆吃法很多，煮粥、做汤或做面点，人们平常吃的豆豉大部分是用黑豆制成的。

营养成分表（单位：每 100 克含量）

		三大营养素			维生素					
热量	膳食纤维	蛋白质	脂肪	碳水化合物	维生素 A	维生素 B_1	维生素 B_2	烟酸	维生素 C	维生素 E
1594 千焦	10.2 克	36 克	15.9 克	33.6 克	5 微克	0.20 毫克	0.33 毫克	2 毫克	—	17.36 毫克

				矿物质					
钙	磷	钾	钠	镁	铁	锌	硒	铜	锰
224 毫克	500 毫克	1337 毫克	3 毫克	243 毫克	7 毫克	4.18 毫克	6.79 微克	1.56 毫克	2.83 毫克

药典论述

《日华子本草》："调中下气，通经脉。"

《本草纲目》："治肾病，利水下气，制诸风热，活血。煮汁，解礜石、砒石、甘遂、天雄、附子、射罔、巴豆，芫青、斑蝥、百药之毒；治下痢脐痛。"

《本草汇言》："煮汁饮，能润肾燥，故止盗汗。"

《四川中药志》："治黄疸浮肿，肾虚遗尿。"

食用价值

补肾益精

黑豆形状像人的肾脏，故中医认为

它是"肾之谷"。每天吃十几颗黑豆能补肾养肾，使人老而不衰，对肾虚耳聋、头发脱落、腰膝酸软等有辅助食疗作用。

利水消浮肿

黑豆入脾、肾二经，煮汁饮服，对脾、肾虚引起的四肢浮肿有食疗作用。

减少皱纹

黑豆富含强抗氧化维生素E，能清除体内自由基，减少皮肤皱纹，保持青春健美；黑豆还可防止皮肤产生黑斑，能使皮肤变得细嫩有光泽。

改善视力

黑豆一身漆黑，泡入水中，水也会变黑，这是水溶性色素——花青素溶解的结果。花青素是一种强抗氧化剂，除协同维生素E共同抗衰、清除体内自由基外，还能改善视神经，预防老花眼、近视等眼疾。

适用人群

一般人皆可食用，特别是体虚者、浮肿者、老人肾虚耳聋、妊娠腰痛者。

婴幼儿不宜多食。

食用宜忌

黑豆炒熟后，多食易上火，故宜少食。

黑豆不宜与五参（即人参、玄参、丹参、沙参、苦参）、龙胆同食。

选购与储藏

豆粒均匀、表面光洁、无虫眼、无异味的为优质黑豆。

若黑豆入水即掉色，是假黑豆；真正的黑豆只有持续浸泡一段时间，水才会变黑。

宜放干燥处保存。

美食推荐

黑豆枸杞粥

原料 黑豆100克，枸杞子3~5克，红枣5~10颗，料酒、姜汁、盐各适量。

做法 黑豆、红枣加水适量，用大火煮沸后，改用小火熬至黑豆烂熟，加入姜汁、盐、料酒、枸杞子再煮3分钟即可食用。

养生功效 黑豆有补肾强身、活血利水、解毒、滋阴明目的食疗功效。枸杞子能够滋补肝肾、益精明目和养血、调节免疫力，并能有效缓解疲劳、治肾衰。体质虚弱、抵抗力差的人更适宜长期食用。两者煮粥共同食用，能够缓解由于肾虚而引起的腰椎疾病，缓解腰痛症状。

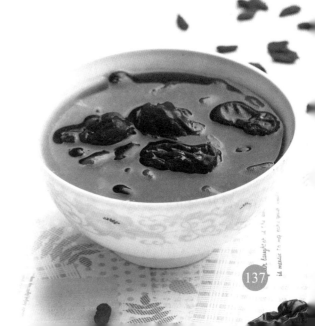

红豆 ——消水肿，解毒，补血

别名： 饭豆、赤豆、赤小豆
性味归经： 味甘、酸，性平。
入心、小肠经

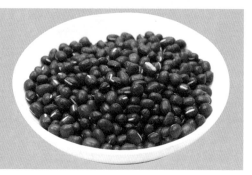

红豆富含碳水化合物，故被人们称为"饭豆"。它的 B 族维生素、蛋白质、矿物质等含量较多，具有利小便、消胀、除肿、止吐等食疗功能，被李时珍誉为"心之谷"。

营养成分表（单位：每 100 克含量）

		三大营养素			维生素					
热量	膳食纤维	蛋白质	脂肪	碳水化合物	维生素 A	维生素 B₁	维生素 B₂	烟酸	维生素 C	维生素 E
1293 千焦	7.70 克	20.20 克	0.60 克	63.40 克	13 微克	0.16 毫克	0.11 毫克	2 毫克	—	14.36 毫克

矿物质									
钙	磷	钾	钠	镁	铁	锌	硒	铜	锰
74 毫克	305 毫克	806 毫克	2.20 毫克	138 毫克	7.40 毫克	2.20 毫克	3.8 微克	0.64 毫克	1.33 毫克

药典论述

《神农本草经》："主下水，排痈肿脓血。"

《本草再新》："清热和血，利水通经，宽肠理气。"

《本草纲目》："赤小豆，其性下行，通乎小肠，能入阴分，治有形之病。"

食用价值

利尿、解毒

红豆含有较多的皂苷成分，它可刺激肠道，增加尿量和排尿次数，这就是中医所说的利水作用。心脏病、肾病、肝硬化引起的水肿患者，宜食用红豆。红豆与黑鱼、鲤鱼、母鸡等同食，消肿效果更佳。产后浮肿的产妇，可单食红豆消肿，煮汤喝，或与粳米等煮粥食用。

红豆利水作用很强，常食可致人体黑瘦、体虚，因此不宜经常大量食用；可与粳米等同食，以粳米补脾胃之功消解红豆消水之利。

另外，红豆还有解酒、解毒、催吐的作用。

润肠通便

红豆富含膳食纤维，能润肠通便，对"三高"症、肥胖症等有益。

补血

红豆含铁质较丰富，具有很好的补血功能。有道著名的补血食方——三红汤，就是由红豆、红枣、花生红衣三味组成。

适用人群

一般人均可食用，尤宜水肿、肥胖的人食用。

体虚尿频的人不宜食用。

食用宜忌

红豆每次食用 30 克左右为宜。食用前，最好用水浸泡，否则难煮熟。

红豆与其他谷类混搭，制成豆沙包、豆饭或豆粥等食用最为科学。

中医认为红豆不可久食，久食令人枯瘦。

选购与储藏

红豆应选豆粒饱满均匀，表面光泽，无虫眼，无碎粒，无霉变异味的。

另有一种红豆，两者长相相似，前者形状胖圆，后者瘦长。二者营养成分相当，但后者入药效果好。

红豆宜置干燥处，注意防蛀。

美食推荐

莲藕红豆牛肉汤

原料 莲藕 500 克，红豆 200 克，陈皮 10 克，牛肉 250 克，盐少许。

做法 ① 莲藕用清水洗干净之后，去皮，切块，用刀背拍松，备用；红豆、陈皮、牛肉分别用清水洗净，备用。

② 砂锅内放入适量清水，先用大火煲滚，放入莲藕、红豆、陈皮和牛肉，改用中火继续煲 3 小时左右，加入盐调味，取出牛肉切成块状，即可饮汤食用。

养生功效 补血养颜，调经通络，适用于脾虚血弱、妇女月经不调、血虚经闭、面色萎黄、心跳不安等。

红豆鲤鱼汤

原料 红豆 80 克，鲤鱼 1 条（重约 600 克），红枣 20 克，陈皮 1 小块，盐、胡椒粉各适量。

做法 ① 红豆洗净，沥干；红枣洗净，去核；陈皮用水浸软，刮去瓤；鲤鱼宰杀治净。

② 鲤鱼用盐、胡椒粉稍腌渍一下，入热油锅中煎至两面金黄色。

③ 将煎过的鲤鱼、红豆等所有材料放入汤煲中，加水适量，大火煲沸，再改用中小火煲至汤浓，最后入盐调味即成。

养生功效 本汤有利尿消肿之功，适用于水肿患者及体胖的女性。

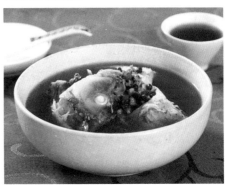

绿豆 ——清热解暑，排毒护肝

别名：青小豆

性味归经：味甘，性寒。

入心、胃经

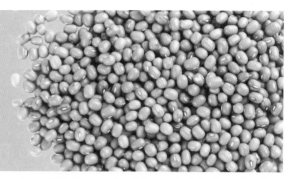

绿豆的营养成分丰富，含有蛋白质、维生素以及铁、钙、磷等矿物质，属于典型的高蛋白、低脂肪食物。药用保健价值极高，具有清热解毒、解暑止渴，消肿、降脂等食疗功效。炎炎夏季到来，绿豆是百姓家中必备的谷粮，以绿豆熬汤可祛暑气。日常食用绿豆除熬汤之余，可制成粉条、粉丝、粉皮，或制作绿豆糕，或发豆芽炒食。

营养成分表（单位：每100克含量）

		三大营养素			维生素					
热量	膳食纤维	蛋白质	脂肪	碳水化合物	维生素A	维生素B$_1$	维生素B$_2$	烟酸	维生素C	维生素E
1322千焦	6.40克	21.60克	0.80克	55.60克	22微克	0.25毫克	0.11毫克	2毫克	—	10.95毫克

矿物质									
钙	磷	钾	钠	镁	铁	锌	硒	铜	锰
81毫克	337毫克	787毫克	3.20毫克	125毫克	6.50毫克	2.18毫克	4.28微克	1.08毫克	1.11毫克

药典论述

《日华子本草》："益气，除热毒风，厚肠胃；作枕明目，治头风头痛。"

《本草纲目》："治痘毒，利肿胀。"

《本草汇言》："清暑热，静烦热，润燥热，解毒热。"

食用价值

解暑清热

绿豆煮汤是度夏佳品，具有解暑清热的作用，避免中暑。熬绿豆汤解暑其实是有一定要求的，将绿豆汤熬熟即可，切不可把绿豆熬得稀烂，否则解暑功能大减。其他绿豆制品在夏季也宜食用，例如绿豆冰糕、粉皮、炒豆芽等。

解毒

绿豆有解毒的作用，对肝脏有保健作用。长时间在有毒有害的环境中工作的人，宜常食绿豆保健。

绿豆还能解药物中毒，例如误食巴豆、附子中毒，可将绿豆与甘草同煮，待汁放凉后频饮。

绿豆对一些痈疮肿毒有食疗作用。例如消除痤疮，将绿豆研末，用温水煮成糊状，每晚临睡前涂抹患部。

另外，煮绿豆时，绿豆皮一个个地"跑"出来。绿豆皮在中医中叫绿豆衣，有明目、利咽消肿的食疗功效。

适用人群

一般人皆可食用，特别适合中暑、中毒、眼疾、高脂血症、水肿患者。

脾胃虚寒腹泻患者不宜食用。

食用宜忌

每次煮食绿豆，以 50 克以内为宜。

绿豆煮食一定要煮熟，否则食用后多产生恶心、呕吐等中毒症状。

煮绿豆汤要用砂锅，不要用铁锅，铁锅煮出来的绿豆汤易变黑。另外，煮时不要加碱，否则会破坏绿豆中的 B 族维生素、类黄酮等成分，食用价值大大降低。

绿豆性寒凉，冬季尽可能少食。

服温补药物期间，尽量不要吃绿豆，以免降低药效。

选购与储藏

绿豆以颗粒饱满、颜色鲜艳的为佳。

绿豆应放在阴凉、干燥、通风之处保存，量少时可放冰箱冷冻存放。

美食推荐

绿豆南瓜粥

原料 绿豆 50 克，老南瓜 300 克，盐适量。
做法 ① 绿豆去杂，洗净，用水浸泡 4 个小时；南瓜去皮、瓤，洗净，切成 2 厘米见方的块。
② 绿豆放入锅中，加水烧沸，放入南瓜，用小火炖至豆烂瓜熟，放入盐调味即成。
养生功效 本汤清热解毒，夏季食用甚佳。

冬瓜绿豆汤

原料 冬瓜 200 克，绿豆 100 克，葱段、姜片、盐各适量。
做法 ① 冬瓜去皮、瓤，洗净切块；绿豆洗净。
② 绿豆、葱段、姜片放入锅中，加水烧开，煮至豆软，放入冬瓜，煮至冬瓜软而不烂，加盐调味即可。
养生功效 冬瓜有清热解毒、减肥等功效，其膳食纤维含量很高，能刺激肠道蠕动，使肠道里积存的废物尽快地排泄出。

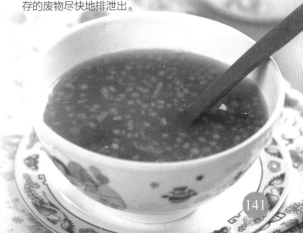

蚕豆 ——健脾，利尿，止血

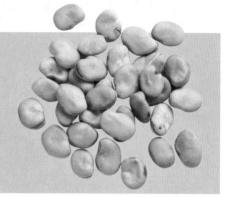

别名： 马齿豆、胡豆、夏豆、佛豆
性味归经： 味甘，性平。
入脾、胃经

蚕豆是西汉张骞出使西域时带回的豆种，形状椭圆扁平，比黄豆、黑豆等大许多，算是豆类家庭中的"巨人"。其营养丰富，蛋白质含量高，不含胆固醇，食用保健价值颇高，具有祛湿、利脏腑、养胃、补中益气等食疗功效，适用于水肿、慢性肾炎等辅助食疗。蚕豆入食时，制作方法多种多样，例如焖蚕豆、油炸蚕豆、干炒蚕豆等。著名的郫县豆瓣酱，是以蚕豆为主要原料制成的。

营养成分表（单位：每100克含量）

		三大营养素			维生素					
热量	膳食纤维	蛋白质	脂肪	碳水化合物	维生素A	维生素B$_1$	维生素B$_2$	烟酸	维生素C	维生素E
1431千焦	2.50克	25.40克	1.60克	56.40克	50微克	0.20毫克	0.20毫克	2.50毫克	—	6.68毫克

					矿物质				
钙	磷	钾	钠	镁	铁	锌	硒	铜	锰
54毫克	181毫克	801毫克	2.20毫克	94毫克	2.50毫克	3.32毫克	4.83微克	1.17毫克	0.98毫克

药典论述

《食物本草》："快胃，和脏腑。"

《本草从新》："补中益气，涩精，实肠。"

《湖南药物志》"健脾，止血，利尿。"

食用价值

利水利尿

蚕豆像红豆一样，也有利水祛湿的作用，辅助改善浮肿。例如单味蚕豆煮水，可见效；或将蚕豆与冬瓜搭配，同煮食。

陈蚕豆利水作用强于新蚕豆，尤其是存放3年以上的蚕豆。

另外，蚕豆壳也是利水利尿之物，取蚕豆壳 150 克水煎服，可用于小便不通的辅助食疗。

健脾补中

蚕豆有健脾祛湿的作用，对脾受湿邪影响引起的脾虚之证有食疗作用。脾虚有多种表现，例如食少、面黄肌瘦、身体浮肿等。女人脾虚则会出现白带增多。

促进骨骼生长

蚕豆含有一定量的钙，人体吸收后可强壮骨骼，促进骨骼的生长发育。儿童、老人、更年期女性宜食。

适用人群

一般人群均可食用，尤宜水肿、疮疡患者以及脑力工作者、更年期女性。

虚寒者、对蚕豆过敏者均不宜食用。

食用宜忌

每次食用蚕豆以 30 克为宜，多食易腹胀。

鲜嫩蚕豆不宜生食，应煮食。

蚕豆中含有致敏成分，食用时应多次浸泡或焯水后再进行烹制。

选购与储藏

蚕豆以颗粒厚实饱满、皮色浅绿、无干瘪、无虫眼的为佳，皮发黑的不要购买。

青蚕豆保存时，可去壳放入冰箱冷冻；或将其煮至八成熟，捞出晾干，再放入冰箱保存。

成熟的蚕豆保存时，需晒到十分干，然后放到通风、干燥处。此法保存一年半载没问题。

美食推荐

蚕豆炖牛肉

（原料）牛肉 500 克，蚕豆 250 克，姜片、葱段、黄酒、盐、味精各适量。

（做法）① 牛肉洗净，切块；蚕豆剥壳，洗净。

② 锅内加水烧沸，入牛肉块稍煮片刻，撇去浮沫，捞起待用。

③ 将牛肉块、蚕豆、姜片、葱段、黄酒放入炖盅内，加入适量清水，用中火炖约 3 小时，放入盐、味精调味即成。

（养生功效）本菜有健脾利水的食疗功效，适用于妊娠水肿症的辅助食疗。

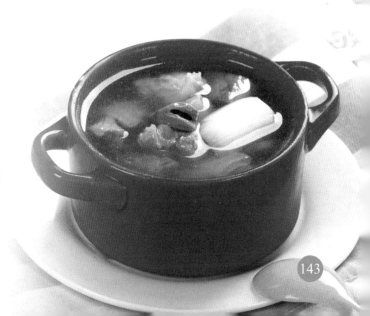

豌豆 ——益中下气，通乳，解疮毒

别名： 寒豆、雪豆、青豆

性味归经： 味甘，性平。
入脾、胃、大肠经

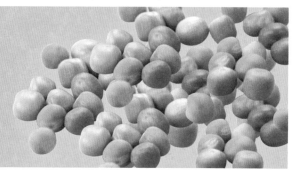

豌豆富含碳水化合物，可做蔬菜，也可做粮。其营养丰富，包含人体所必需的多种氨基酸，常食对人体补益作用甚大，尤其适宜长身体阶段的青少年。豌豆是富铁、富钾的食物，可预防缺铁性贫血和调节免疫力。中医认为，常食豌豆可强壮、利尿、止泻。

营养成分表（单位：每100克含量）

		三大营养素			维生素					
热量	膳食纤维	蛋白质	脂肪	碳水化合物	维生素A	维生素B_1	维生素B_2	烟酸	维生素C	维生素E
439千焦	3克	7.40克	0.30克	21.20克	37微克	0.43毫克	0.09毫克	2.30毫克	14毫克	1.21毫克

矿物质									
钙	磷	钾	钠	镁	铁	锌	硒	铜	锰
21毫克	127毫克	332毫克	1.20毫克	43毫克	1.70毫克	1.29毫克	1.74微克	0.22毫克	0.65毫克

药典论述

《日用本草》："煮食下乳汁。"

《医林纂要》："利小便。"

《随息居饮食谱》："煮食，和中生津，止渴下气，通乳消胀。"

食用价值

健脾益胃

豌豆入脾、胃二经，能调理脾胃，对胃肠失和、脾失健运引起的腹胀、腹泻、恶心呕吐等有食疗作用。食用时，可将豌豆捣泥，与红糖煮粥。

豆类大多有利水之功，豌豆也是如此，对四肢轻度浮肿、小便不利有辅助食疗功效。

下乳

豌豆是通乳的佳食，乳汁不下、奶水不足的产妇适量食用，能增加奶量。用于下乳，豌豆最好煲汤水服食。例如：取豌豆50克，水煮熟，空腹食用，每日2次。

润肤养眼

豌豆中蛋白质、维生素和矿物质含量丰富，豌豆中所含的胡萝卜素可以在体内转变成维生素A，维生素A有润肤的作用。

维生素A还能保护视力，防止眼睛干涩、夜间视力减退等。润肤养眼，以吃青豌豆最好。

提升抗病能力

豌豆含蛋白质较丰富，其中人体必需的8种氨基酸都有；维生素也比较全面，常食可提高人体抗病能力，减少便秘、癌症的发生。例如，豌豆与羊肉炖食，可强身，补益气血。

适用人群

一般人均可食用，特别适合脾胃失和、皮肤干燥者，以及乳汁不下的产妇。

婴幼儿不宜食用。

食用宜忌

豌豆与富含氨基酸、钙的食物一起烹制，例如牛肉，可提升营养价值。

豌豆多食易发生腹胀，故不宜长期大量食用。每次食用50克为宜。

选购与储藏

豌豆以豆粒饱满、色泽佳、无虫蛀的为良品。

购买带荚青豌豆时可用手握豌豆，是否听见荚声响，有响声表明新鲜程度高。另外，老豌豆手捏豆粒易碎，新豌豆不易碎开。

存放鲜豌豆，可将荚剥去，然后将豌豆放入食品袋内，入冰箱冷冻室存放，保存一年也不易变质。

美食推荐

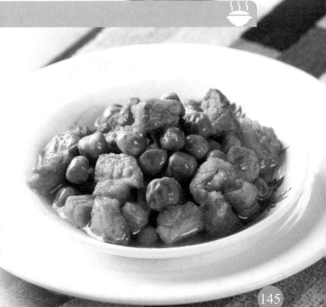

豌豆炖排骨

原料 排骨250克，豌豆50克，盐少许。

做法 ① 豌豆洗净；排骨洗净，剁成小块，入沸水锅中略焯，捞出沥干。
② 锅置火上，放入适量清水，放入排骨炖至八成熟，放入豌豆，煮至豌豆、排骨烂熟，放入盐调味即可。

养生功效 豌豆所含的赤霉素和植物凝素等物质，有抗菌消炎、增强新陈代谢的功能，并富含膳食纤维，常食可以防止便秘，有清肠作用。豌豆适合与富含氨基酸的食物一起烹调，可以明显提高豌豆的营养价值。

芸豆 ——温中，补虚，止喘

别名： 菜豆、刀豆、架豆
性味归经： 味甘、淡，性平。
入胃、肾经

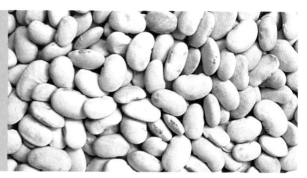

　　芸豆是一种蔬、粮两用的食物，带荚鲜品可以做菜，去荚的干豆则可做粮食用。其营养丰富，富含蛋白质、碳水化合物、B 族维生素、钙、铁等。干豆蛋白质含量每百克达 20 克以上；碳水化合物含量 60% 以上；因此营养价值较高，且属高钾、高镁、低钠的保健食物。中医认为，芸豆具有温中下气、补肾壮元、利肠胃等食疗价值。

营养成分表（单位：每 100 克含量）

		三大营养素			维生素					
热量	膳食纤维	蛋白质	脂肪	碳水化合物	维生素 A	维生素 B₁	维生素 B₂	烟酸	维生素 C	维生素 E
1314 千焦	8.30 克	21.40 克	1.30 克	62.50 克	30 微克	0.18 毫克	0.09 毫克	2 毫克	—	7.74 毫克

矿物质									
钙	磷	钾	钠	镁	铁	锌	硒	铜	锰
176 毫克	218 毫克	1215 毫克	0.60 毫克	164 毫克	5.40 毫克	2.07 毫克	4.61 微克	0.83 毫克	1.43 毫克

药典论述

　　《滇南本草》："健脾。"

　　《本草纲目》："温中下气，利肠胃，止呃逆，益肾补元。"

　　《中药材手册》："补肾，散寒，下气，利肠胃，止呕吐。治肾气虚损，肠胃不和，呕逆，腹胀，吐泻。"

食用价值

除腰痛、止喘

　　芸豆能补肾虚，可治肾气虚损引起的腰痛。例如《医级》一书中有刀豆散的食方，将 2 粒芸豆装入猪腰内，外用叶子裹住，烧煮熟食用，即可治肾虚腰痛。

中医认为，肾虚还可引起哮喘，即肾不纳气，人自喘。这种病多发生在老年人身上。芸豆能补肾，对肾虚型痰喘有一定的食疗效果。

温中散寒

芸豆健脾温胃，用于脾胃受凉引起的呕吐、打嗝等症。取二三粒干芸豆，磨成粉，用开水冲服，即见效。或者将芸豆煮粥，趁热食用，也能散胃寒。

调节免疫力

经常食用芸豆，可吸收芸豆中的皂苷、尿素酶以及球蛋白等成分，能够激活淋巴 T 细胞，调节免疫力，少生病。

预防动脉硬化

芸豆是一种高钾低钠的食物，可保护心脑血管健康，防止动脉硬化，特别适合心脏病、高脂血症等人群食用。

适用人群

一般人皆可食用，尤其适宜肾虚腰痛、胃寒、肥胖、心脏病、高脂血症、低血钾症的患者食用。

消化功能差、慢性消化道疾病患者应少食。

食用宜忌

芸豆每次食用 40 ~ 60 克为宜。食用过多，可引起腹胀。

芸豆含有皂苷、生物碱等有毒成分，未烹饪熟透食用可引起中毒。

选购与储藏

芸豆以粒大饱满者为佳。

芸豆粒存放前应晒干，放通风干燥处，防蛀。

美食推荐

两米芸豆粥

原料 粳米 100 克，小米 80 克，干芸豆 50 克。

做法 ① 芸豆洗净，浸泡几小时；粳米、小米分别淘洗干净。

② 芸豆入锅，加水煮熟，再入粳米、小米，煮至粥熟即成。

养生功效 本粥除胃热，养肾气，适用于身体虚弱、腰膝酸软、自汗遗尿的人食用。

五品粥

原料 薏米、红豆各 50 克，干芸豆、白扁豆、高粱米各 30 克，白糖适量。

做法 ① 除白糖外的原料分别洗净，用水泡发。

② 所有原料同置锅中，加水适量，煮至粥熟，入白糖，可用枸杞子点缀。

养生功效 本粥具有健脾除湿、润肤化斑的食疗功效，适用于食欲不振、便溏、长色斑等症的辅助食疗。

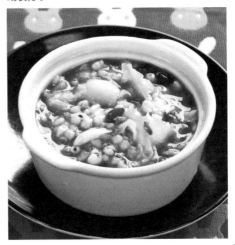

扁豆 ——健脾，化湿，消暑，抗癌

别名： 眉豆、蛾眉豆、茶豆
性味归经： 味甘，性平。
入脾、胃经

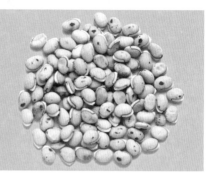

　　扁豆是生长在夏秋季的一种豆科植物，富含碳水化合物，故既可做蔬菜，又可代粮食用。其种类很多，豆荚有浅绿、绿白、粉红或紫红等色。不论哪种，其蛋白质、维生素 A、膳食纤维、钾、钙、硒等营养成分的含量都较高，小儿常食，可助长身体，调节人体免疫力；中老年人常食，能强壮脾胃，令身体强壮。

　　扁豆还能入药，入药用的为白扁豆。中医认为，扁豆具有健脾、和中、益气、化湿、消暑的食疗功效。

营养成分表（单位：每100克含量）

		三大营养素			维生素					
热量	膳食纤维	蛋白质	脂肪	碳水化合物	维生素 A	维生素 B_1	维生素 B_2	烟酸	维生素 C	维生素 E
1364千焦	6.50克	25.30克	0.40克	61.9克	5微克	0.26毫克	0.45毫克	2.60毫克	—	1.86毫克

矿物质									
钙	磷	钾	钠	镁	铁	锌	硒	铜	锰
37毫克	218毫克	439毫克	2.30毫克	92毫克	19.20毫克	1.90毫克	32微克	1.27毫克	1.19毫克

药典论述

　　《滇南本草》："治脾胃虚弱，反胃冷吐，久泻不止，食积痞块，小儿疳疾。"

　　《品汇精要》："消暑和中。"

　　《本草纲目》："止泄泻，消暑，暖脾胃，除湿热，止消渴。"

食用价值

健脾和中

　　扁豆性温和而不烈，气味香清，是养脾胃之物，对脾胃虚引起的腹泻、女人带下、消化不良、呃逆等有辅助食疗作用。

消暑化湿

人到夏天时，多饮食不香、口渴烦躁、恶心吐泻、头昏头痛等。这是因为夏季人多脾胃不佳，这既有天气炎热的因素，也跟夏季雨水多、湿热气较重有关。扁豆性平，有化脾湿、消暑湿之功。

防癌抗癌

扁豆中含有血球凝集素——一种蛋白质类物质，能促进人体淋巴细胞分泌淋巴毒素，对抗癌细胞，阻止正常细胞癌变。含微量元素硒也非常高，硒也是抗癌成分。因此，肿瘤患者宜常吃扁豆。

适用人群

脾虚夹湿、癌症、糖尿病以及免疫力低下者宜食。

患疟疾、痛风以及慢性肾功能不全者慎食。

食用宜忌

每次 50～70 克。多食可引起腹胀。

扁豆食用前应仔细清洗。清洗前应择除豆筋，以免影响口感。

扁豆含有毒的皂苷，生食多引发恶心、呕吐、腹痛等中毒症状，因此扁豆必须经高温煮熟才可安全食用。

烹饪扁豆时，宜放大蒜，既能提升菜肴的香味，又能借大蒜消毒杀菌。

选购与储藏

鲜扁豆以外表平滑有光泽、质坚硬、种皮薄而脆、嚼之有豆腥气、颗粒饱满为佳；白扁豆以粒大、饱满、色白的为上品。

鲜扁豆将豆筋撕去，用开水焯一下，冷却后用保鲜袋装好，放入冰箱可长期保存；白扁豆密封严实，放置于阴凉干燥处即可。

美食推荐

山楂炖扁豆

原料 鲜山楂 30 克，白扁豆 30 克，红糖 50 克。

做法 山楂、白扁豆同炖酥，调入红糖服食。每日1剂，连食三四周。

养生功效 适用于肝旺脾虚之高血压症的食疗。

扁豆红枣汤

原料 白扁豆 100 克，红枣 75 克，白糖适量。

做法 将白扁豆洗净，去掉杂质，红枣洗净。净锅加水，将白扁豆放入锅内稍煮，加入红枣，大火烧开转小火煮至白扁豆酥烂即成，可根据口味加适量白糖。

养生功效 兼具美味和食疗效果，红枣能养血和胃、益气生津；扁豆健脾、利水、祛湿。合而为汤能养血和血，而"血和风自灭"。故可辅助食疗慢性湿疹。

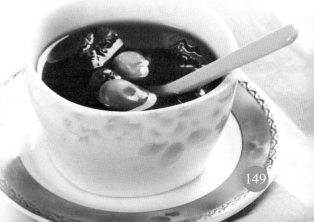

豇豆 ——补肾气，调脾虚，调营卫

别名： 豆角、长豆、饭豆
性味归经： 味甘，性平。
入脾、肾经

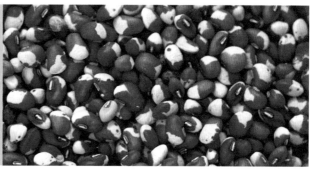

豇豆是世界上最古老的作物之一，新石器时代已经有栽培。带荚的鲜嫩豇豆富含碳水化合物、蛋白质，可做蔬菜食用；干燥的种子各种营养素浓缩，尤其是碳水化合物所占百分比大大增加，可做粮食用，或与米共煮，或制成豆沙做糕点。故《本草纲目》中说："豇豆，嫩时充菜，老则收子，此豆可菜可果可谷，乃豆中之上品。"中医认为，豇豆食用价值颇高，具有健脾利湿、固肾涩精的食疗功效。

营养成分表（单位：每100克含量）

	三大营养素				维生素					
热量	膳食纤维	蛋白质	脂肪	碳水化合物	维生素A	维生素B₁	维生素B₂	烟酸	维生素C	维生素E
1347千焦	7.10克	19.30克	1.20克	65.60克	10微克	0.16毫克	0.06毫克	1.90毫克	—	8.61毫克

				矿物质					
钙	磷	钾	钠	镁	铁	锌	硒	铜	锰
40毫克	344毫克	737毫克	6.80毫克	36毫克	7.10毫克	3.04毫克	5.74微克	2.10毫克	1.07毫克

药典论述

《滇南本草》："治脾土虚弱，开胃健脾。"

《本草纲目》："理中益气，补肾健胃，和五脏，调营卫，生精髓。"

《四川中药志》："滋阴补肾，健脾胃，消食。治食积腹胀，白带，白浊及肾虚遗精。"

食用价值

补肾气

豇豆入肾经，能滋补肾气，对肾气虚弱引起的遗精、小便频数、白带增多有一定的食疗作用。滋补肾气时，可煮豇豆，加少许盐调味，空腹食用。为什么加盐呢？因为盐味咸，入肾经，起到"药引子"的作用，引药归经。

助消化

豇豆入脾经，有健脾胃的功效，对脾胃虚弱引起的腹胀、食积、腹泻等有食疗效果。研究发现，豇豆含有的B族维生素能促进消化腺液分泌和胃肠道蠕动，从而助消化，增食欲。例如：取豇豆粒30克，煮熟加少许调味品食用，有助于缓解消化不良。

控制血糖

豇豆含有磷脂成分，其能促进胰岛素分泌，参与糖的代谢，是糖尿病患者的理想食物。

适用人群

一般人皆可食用，肾虚、脾虚、糖尿病之人更宜食。

气滞、大便干燥者忌食。

食用宜忌

食用鲜豇豆时，应择去长荚两侧的筋，这样口感更好。

鲜嫩豇豆易生虫，食用前一定要清洗干净，除掉豆角上的虫眼部。

鲜嫩豇豆必须煮熟食用，但不宜烹煮时间过长，否则会破坏维生素C等营养成分。

选购与储藏

挑选鲜嫩豇豆，应选表面色泽翠绿、饱满，豆粒呈青白色或红棕色的。否则，质量较差。

长时间存放鲜豇豆，可先将豇豆用沸水略焯，然后装入保鲜袋内，放入冰箱内冷冻。

干燥的豇豆粒易被虫蛀，应密封，放阴凉、干燥处存放。

美食推荐

豇豆烧排骨

原料 猪小排 500 克，干豇豆 50 克，姜、酱油、盐、胡椒粉、料酒各适量。

做法 ① 猪小排斩成长条块；干豇豆温水泡发后漂洗净，切段；姜切长条。

② 炒锅置火上，油烧至六成热时，下排骨爆炒，待水干后，下料酒、姜翻炒，再下酱油继续翻炒，排骨上色后，加足量水烧开改小火烧焖，至八成熟时，下豇豆，待排骨烧熟，下盐、胡椒粉收汁即成。

养生功效 此菜健脾益肾，消积宽肠，适用于食积腹泻、吐逆、遗精、白带增多等症的辅助食疗。

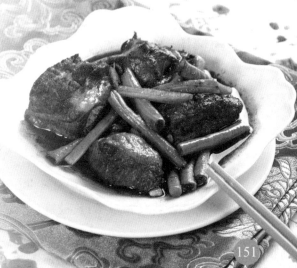

花豆 ——健脾肾，抗风湿，壮身体

别名：红花菜豆、肾豆、相思豆、皇帝豆、老虎豆

性味归经：味甘、涩，性平。入脾、肾经

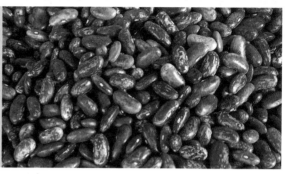

花豆，全身布满经络花纹，形状如人的肾脏，故又名肾豆。其营养成分丰富，含有蛋白质、B族维生素、钙等，蛋白质非常多，约占18%，且含有17种氨基酸，滋补作用甚强，故有"豆中之王"的赞誉，古代被视为贡品，进贡朝廷。花豆入食可煮粥、做菜或制作小零食等，食法多样，具有滋阴壮阳、强身健体、增气力、抗风湿等功效。

营养成分表（单位：每100克含量）

	三大营养素				维生素					
热量	膳食纤维	蛋白质	脂肪	碳水化合物	维生素A	维生素B$_1$	维生素B$_2$	烟酸	维生素C	维生素E
1318千焦	7.40克	17.20克	1.40克	65.80克	47微克	0.14毫克	—	2.70毫克	—	9.64毫克
矿物质										
钙	磷	钾	钠	镁	铁	锌	硒	铜	锰	
221毫克	169毫克	641毫克	19.60毫克	120毫克	5.90毫克	3.40毫克	74.06微克	0.92毫克	1.08毫克	

药典论述

无典籍记载。

食用价值

改善消化不良

花豆入脾经，与豇豆具有类似的食用价值，可辅助食疗脾气虚弱引起的消化不良，症见胃腹胀满、腹泻、肢倦乏力。

入食时，可与粳米煮粥吃。应注意，花豆只能少量食用，多食反而引发腹胀。

壮阳强腰

花豆为补肾食物，对肾阳虚引起的阳痿、腰痛等有食疗效果。用于补肾时，与一些补肾壮阳的肉质搭配，效果更好，例如花豆焖鸡、花豆炖猪蹄等。

从膳食营养角度，花豆含钙丰富，

是补钙好粮食，食用可改善缺钙引起的腰腿痛、抽筋等问题。

通便、降脂

花豆含膳食纤维丰富，经常食用可通便润肠，降低血清胆固醇含量，营养心血管，防止血管脆化、堵塞。

抗风湿

花豆有一定的利水除湿作用，用于风湿病的辅助食疗，与薏米等煮粥食用效果最佳。

适用人群

食欲不振、便秘、高脂血症、风湿、肾虚等人宜食。

胃肠功能弱者不宜多食。

食用宜忌

食前需用清水浸泡，去皮后烹制。

花豆能解油腻，与鸡肉、猪蹄、排骨等搭配煲汤最佳。

花豆难消化，每次食用不超过 30 克为宜。

选购与储藏

花豆分红色、紫色两种。以豆粒大且饱满、结实坚硬，表皮带有光泽的为佳。

鲜花豆即买即食，存放在冰箱不要超过 5 天；干花豆应先密封，置阴凉、通风、干燥处保存。

美食推荐

双豆炖猪蹄

原料 花豆 100 克，黄豆 100 克，猪蹄 500 克，海带 100 克，姜片、盐各适量。

做法 ① 花豆、黄豆分别洗净，泡发；海带泡发，切细丝；猪蹄洗净，备用。

② 上述食材同置锅中，加水适量，放入姜片，先用大火烧沸，撇去浮沫，再改小火炖 3 个小时至熟，放入盐调味即成。

养生功效 本菜健脾胃，滋补身体。常食可调节人体免疫力，除乏解困。

花豆排骨汤

原料 花豆 150 克，排骨 150 克。

做法 ① 花豆洗净，用水浸泡 12 个小时，去皮；排骨入沸水中略氽。

② 花豆、排骨放入蒸器中，加水适量，放入蒸锅内蒸至熟，即可食用。

养生功效 本汤连续服食 7 天，可消除身体疲劳。

多宝饭

原料 花豆、绿豆、黑豆、红豆、刀豆各 30 克，紫米 150 克，薏米 50 克，盐适量。

做法 ① 各种米和豆类清洗干净，用水分别浸泡 5~8 小时。

② 以上原料拌入盐、花生油，倒入电饭锅中，加水适量，煮熟即成。

养生功效 本饭具有滋肾补虚、利湿消肿的食疗作用，适宜脾虚、肾气不足者。

花生 ——润肺止咳，悦脾和胃

别名：落花生、落花参、长生果、地果、地豆

性味归经：味甘，性平。入脾、肺经

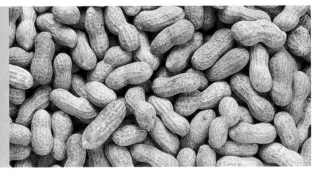

花生是豆科落花生的种子，花落以后，花茎钻入泥土而结果，故又名落花生。常食花生有延年益寿的保健作用，这与其富含蛋白质、脂肪酸、维生素 A、维生素 B_6、维生素 E 以及多种矿物质有关，其营养价值可与牛奶、鸡蛋、瘦肉媲美。

营养成分表（单位：每100克含量）

		三大营养素			维生素					
热量	膳食纤维	蛋白质	脂肪	碳水化合物	维生素 A	维生素 B_1	维生素 B_2	烟酸	维生素 C	维生素 E
2356千焦	5.50克	25克	44.30克	16克	5微克	0.72毫克	0.13毫克	17.9毫克	2毫克	18.09毫克

				矿物质					
钙	磷	钾	钠	镁	铁	锌	硒	铜	锰
39毫克	324毫克	587毫克	3.60毫克	178毫克	2.10毫克	2.50毫克	3.94微克	0.95毫克	1.25毫克

药典论述

《本草备要》："补脾润肺。"

《医林纂要》："和脾，醒酒，托痘毒。"

《现代实用中药》："治脚气及妇人乳汁缺乏。"

食用价值

润肺止咳

花生入肺经，有滋燥润火之功，可缓解肺咳干咳。辅助食疗肺病时，宜生食或煮熟，例如：花生加盐、少许水煮，对肺结核有辅助食疗作用；缓解秋噪咳嗽，花生去头尖后，小火煎汤，以蜂蜜调服；缓解咳嗽痰喘，花生可与糯米、红枣同煮粥食用。炒食或油炸后，花生反而转为燥性，润肺功用消失。

悦脾和胃

当饭后出现反胃、吐酸水时，多是胃有问题，这时可取数枚生花生米，细

细嚼食，可使症状逐步缓解。

中医有"寒则痛"的说法，所以人胃寒时会出现胃痛，这时可吃点炒花生。炒花生性热，有暖胃散寒的功效。

花生油中还含有较多的单不饱和脂肪酸，其含量高于其他常吃的植物油，例如菜籽油、豆油、玉米油等。单不饱和脂肪酸可降低心血管疾病的发生率。

止血、造血

花生有止血的食疗作用，特别是花生米外面包裹着的那层红皮——中医称之为花生红衣，止血作用更强，是花生米的 50 倍。所以，出血症患者宜吃花生，水煮后连皮吃最好。

适用人群

少年儿童、老人、营养不良者宜食，特别是食欲不振、咳嗽、出血症、心脑血管疾病等患者，乳汁少的产妇也宜食。

跌打瘀肿、胆病、血黏度高及血栓者不适合食用。

食用宜忌

花生每次食用 80~100 克。煮食最佳。

炒、榨过的花生性热，上火的人少吃。

选购与储藏

买带壳花生，应选外壳纹路清楚而深、颗粒形状饱满的；买干花生米，应挑颗粒完整、表面光润、没有外伤与虫蛀的。

花生先晒干，密封置通风避光处贮存。为防虫蛀，可加一小包花椒。

美食推荐

花生芋头甜汤

原料 花生米 200 克，芋头 100 克，红豆 50 克，白糖、盐各适量。

做法 ① 将红豆洗净再加水浸泡一夜；花生米洗净浸泡二三小时备用；芋头洗净、切小块。

② 锅内放水，再加入红豆、花生米同煮，以大火煮沸后转中小火将其熬煮 2 小时至红豆、花生烂透。

③ 将芋头放入一起煮 6~8 分钟，煮至芋头熟透，加入白糖、盐煮至溶解后即可。

养生功效 花生是一种营养食物，适用于营养不良、脾胃失调、咳嗽痰喘等症。芋头为碱性食物，能中和体内积存的酸性物质，调整人体的酸碱平衡，有美容养颜、乌黑头发的作用。芋头还有增进食欲、帮助消化、补中益气的作用。此汤水能补气益气。

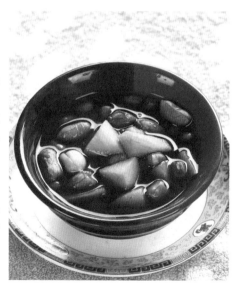

红薯——补中和血，宽肠通便

别名： 甘薯、红苕、白薯、番薯、地瓜

性味归经： 味甘，性平。
入脾、肾经

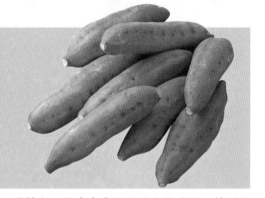

红薯品种丰富，皮色有红、白、黄、紫等色，均含有丰富的碳水化合物，故可代粮食用。其脂肪含量极低，膳食纤维、多种维生素等含量丰富，故可用于减肥，常食助人长寿，实为现代养生保健之佳品。红薯吃法丰富，除做主食外，也能做菜、蒸、煮、烤食，晒干磨粉后又可制成芡粉、粉条等。中医认为，常食红薯能益气健脾，养阴补肾。

营养成分表（单位：每100克含量）

		三大营养素			维生素					
热量	膳食纤维	蛋白质	脂肪	碳水化合物	维生素A	维生素B_1	维生素B_2	烟酸	维生素C	维生素E
414千焦	1.60克	1.10克	0.20克	23.10克	125微克	0.04毫克	0.04毫克	0.60毫克	26毫克	0.28毫克

				矿物质					
钙	磷	钾	钠	镁	铁	锌	硒	铜	锰
23毫克	39毫克	130毫克	28.50毫克	12毫克	0.50毫克	0.15毫克	0.48微克	0.18毫克	0.11毫克

药典论述

《本草纲目》："补虚乏，益气力，健脾胃，强肾阴，功同薯蓣。"

《纲目拾遗》："补中，和血，暖胃，肥五脏。"

《本草求原》："凉血活血，宽肠胃，通便秘，去宿瘀脏毒，舒筋络，止血热渴，产妇最宜。"

食用价值

补中和血

红薯含大量的碳水化合物、多种维生素及矿物质，易于人体吸收，对脾胃亏虚引起的乏力、水肿、腹泻等有食疗效果。红薯与玉米、粳米等煮粥，或与鱼等同食，可补脾胃，益气力。

晕船的人吃少许红薯（生、熟都行），有助于缓解身体不适。

宽肠通便

红薯含膳食纤维较多，食用红薯能够刺激肠道蠕动，促进排便。

当用刀切红薯时，就会发现有一种白色的液体流出，这种液体含紫茉莉苷成分，可用于习惯性便秘的食疗。

用于通便，红薯可烤食，或煮粥食用。

调节免疫力

红薯富含黏液蛋白，补益肝、肾二脏，常食可调节人体免疫力。另外，黏液蛋白还可作用于血管，使血管保持弹性，预防动脉粥样硬化的发生。

适用人群

一般人皆可食用，尤宜脾胃虚弱、便秘、心脑血管疾病等患者食用。

胃溃疡、糖尿病患者不宜多食用。

食用宜忌

红薯所含蛋白质、脂肪不足，宜与蛋白质丰富的食物搭配食用。

每次食用150克为宜。过多食用可造成烧心、吐酸水、腹胀气等不适；与米、面等搭配食用，则可避免不适的出现。

误食腐烂、长黑斑、发芽的红薯可致人中毒。

糖尿病患者吃红薯时需相应减少主食的摄入量。

选购与储藏

红薯以长条形状的味道好，表皮要光滑，少坑、无斑。

红薯怕冻，量少时可装纸箱里，放在屋内通风处，量多时宜入窖贮存。

美食推荐

红薯丝拌胡萝卜丝

（原料） 红薯100克，胡萝卜100克，盐、香油各适量。

（做法） 红薯、胡萝卜分别去皮、洗净，切成细丝；锅中加水烧沸，放入红薯丝、胡萝卜丝焯2分钟，捞出沥干水分；红薯丝、胡萝卜丝装盘，放入盐、香油，拌匀即成。

（养生功效） 本菜常食可延年益寿，保护心脑血管，防癌，保护视力。

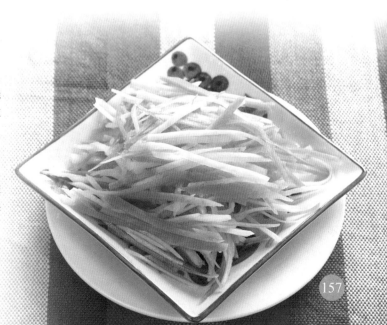

山药——补五脏，益精神，降血糖

别名： 淮山药、怀山药、薯蓣、山芋、玉延

性味归经： 味甘，性平。入脾、肺、肾经

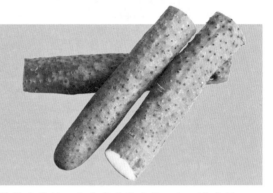

　　山药，古往今来被视为物美价廉的补虚佳品，富含碳水化合物，既可作主粮，又可作蔬菜。吃法多样，可甜可咸，可汤可炒，可荤可素。中医认为，山药能健脾胃、补肺肾、止泻，常食可耳聪目明，令人不老。

营养成分表（单位：每100克含量）

	三大营养素				维生素					
热量	膳食纤维	蛋白质	脂肪	碳水化合物	维生素A	维生素B₁	维生素B₂	烟酸	维生素C	维生素E
234 千焦	0.80 克	1.90 克	0.20 克	11.60 克	3 微克	0.05 毫克	0.02 毫克	0.30 毫克	5 毫克	0.24 毫克

矿物质									
钙	磷	钾	钠	镁	铁	锌	硒	铜	锰
16 毫克	34 毫克	213 毫克	18.60 毫克	20 毫克	0.30 毫克	0.27 毫克	0.55 微克	0.24 毫克	0.12 毫克

药典论述

　　《药性论》："补五劳七伤，去冷风，止腰痛，镇心神，补心气不足，患人体虚羸，加而用之。"

　　《日华子本草》："助五脏，强筋骨，长志安神，主泄精健忘。"

　　《本草纲目》："益肾气，健脾胃，止泄痢，化痰涎，润皮毛。"

食用价值

健脾助消化

　　食用山药能健脾胃，这与山药所含淀粉酶、多酚氧化酶有关，它们能促进食物的消化和吸收。山药可生食，也可熟食，生食助消化作用差，因此宜炒食或煮粥食用。缓解一些"老胃病"，例如胃溃疡等病症食疗时，不妨以鲜山药做成山药扁豆糕、小米山药糕等。如果是

小儿腹泻，可以将山药磨成粉，与米粉按1:2的比例给患儿服用。中医处方中多用山药搭配白术等治疗脾虚腹泻。

滋肾益精

山药能补五脏，除益脾胃外，滋肾效果也很好，可改善肾虚遗精、女性白带增多、尿频等。

降低血糖

山药的血糖生成指数较低，作为主食可减少血糖上升的幅度。另外，山药中的黏液蛋白成分也对控制血糖有益。糖尿病患者可用山药来代替部分主食。

适用人群

一般人均可食用，尤其适合糖尿病患者及腹胀、虚弱的人。

有实邪者、便秘者忌食。

食用宜忌

每次食用50~250克为宜。

山药切片后，应迅速泡入水中，否则会氧化变黑。

山药皮黏液可致人皮肤过敏，拿过去皮山药的手不要乱摸，应及时清洗。

忌烹调时间过长，否则健脾助消化的功能会降低。

山药忌用铜器、铁器烹制。

山药忌与甘遂配伍。

选购与储藏

山药宜选茎干笔直、粗壮的；须毛多的山药吃起来口感更好；山药断面呈雪白色的更新鲜，若呈黄色似铁锈则勿购买。

山药宜用报纸包住，放入阴暗处保存。

美食推荐

山药枸杞粥

原料 山药100克，粳米50克，枸杞子20粒，冰糖适量。

做法 ① 山药去皮，洗净后切小块；枸杞子洗净，用水泡软；粳米淘洗干净。
② 粳米入锅，加水煮粥，粥快熟时，放入山药块、枸杞子，煮至山药熟后，放入冰糖调味，稍煮即成。

养生功效 枸杞子、山药均为滋补品，益肾养肝，与粳米同食，能滋补五脏，强身壮体。

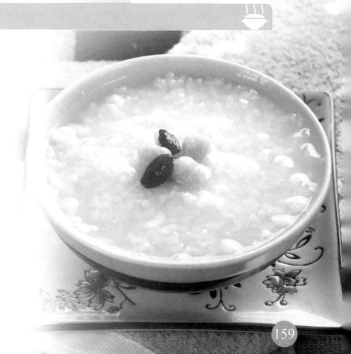

土豆——健中，消炎，养心

别名：洋芋、马铃薯、山药蛋、薯仔

性味归经：味甘，性平。
入脾、胃、大肠经

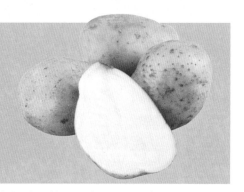

土豆既是蔬菜，又是粮食，被欧美国家视为"第二面包"。其富含碳水化合物、维生素C、钾等营养成分，每天食用除止饥果腹外，还可补气、健脾胃、消炎止痛。

营养成分表（单位：每100克含量）

		三大营养素			维生素					
热量	膳食纤维	蛋白质	脂肪	碳水化合物	维生素A	维生素B_1	维生素B_2	烟酸	维生素C	维生素E
318千焦	0.70克	2克	0.20克	16.50克	5微克	0.08毫克	0.04毫克	1.10毫克	27毫克	0.34毫克

矿物质									
钙	磷	钾	钠	镁	铁	锌	硒	铜	锰
8毫克	40毫克	342毫克	2.70毫克	23毫克	0.80毫克	0.37毫克	0.78微克	0.12毫克	0.14毫克

药典论述

《本草纲目》："功能稀痘，小儿熟食，大解痘毒。"

《湖南药物志》："补中益气，健脾胃，消炎。"

《中华本草》："和胃健中；解毒消肿。主胃痛；痄肋；痈肿；湿疹；烫伤。"

食用价值

厚补胃肠

土豆入胃、大肠经，对胃溃疡、十二指肠溃疡、慢性肠炎等有一定的食疗作用。养肠胃宜煮食，例如土豆泥。或直接生榨汁饮服，对胃溃疡有辅助功效。

保护心肌

土豆含矿物质钾十分丰富，每百克中含340多毫克，比一般的谷粮及蔬菜要高出许多，故被誉为"高钾食物"。钾进入人体内，与钠作用，可维持体液电解质的平衡；能增强肌肉的兴奋性，保护心肌，稳定心律；亦有助于降压。

除皮肤疾病

土豆外用，有消炎抗菌的作用，对湿疹、黄水疮等皮肤病有食疗作用。例如，将土豆捣烂，敷患处，可消除黄水疮。

另外，土豆还能缓解腮腺炎症状，与醋磨汁涂抹病灶对应的脖颈皮肤处即可。

预防动脉硬化

土豆含有黏液蛋白，可预防心血管系统脂肪沉积，维持血管壁的弹性，延缓动脉粥样硬化的发生。

适用人群

一般人皆可食用。

糖尿病患者应少食。

食用宜忌

土豆富含淀粉，为使炒食后变脆，应放入水中浸泡片刻。

发芽、青皮的土豆含毒素龙葵碱，不能食用。

土豆皮层部分营养成分较多，去皮时越薄越好。

选购与储藏

土豆以中等偏大，质地坚硬，表皮光滑、无损伤的为佳。

土豆存放忌高温，高温令其生芽或腐烂，故应放阴凉通风处。

美食推荐

土豆粥

原料 土豆100克，粳米100克，白糖25克，桂花卤6克。

做法 ① 土豆去皮，洗净，切成块；粳米淘洗净。② 粳米入锅，加水适量，大火烧沸，倒入土豆块，转小火熬成粥，以桂花卤、白糖调味即成。

养生功效 本粥具有调中和胃、健脾益气的食疗作用，适用于胃与十二指肠溃疡的辅助食疗。

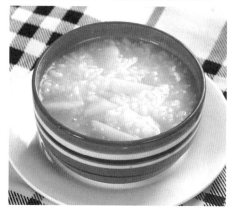

土豆烧牛肉

原料 土豆100克，牛肉100克，西红柿30克，洋葱25克，盐、白糖各适量。

做法 ① 牛肉洗净，切块，入水中煮熟，捞出。② 土豆洗净，去皮，切块，入牛肉汤中煮熟。③ 西红柿洗净，切块；洋葱剥皮、洗净、切块。④ 炒锅放油烧热，放入西红柿煸炒，再放洋葱煸炒片刻，倒入土豆、牛肉，加盐、白糖，稍煮片刻即成。

养生功效 本菜具有补虚、益智、壮骨的食疗功效，适用于精神疲乏、腰膝酸软、健忘等症的辅助食疗。

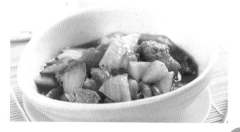

芋头 ——补中气，养肤，健齿

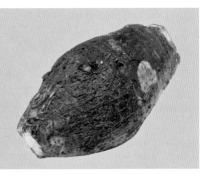

别名：山芋、毛芋、里芋、香芋、芋艿

性味归经：味甘，性平。入胃、大肠经

　　芋头可作蔬菜，也可代粮，是一种保健价值非常高的食物。其外形近似土豆，吃法多样，可水煮去皮、蘸糖食用，或切片做汤，或与鸡肉等红烧，入口质地细腻，滑软鲜嫩，香味浓郁。芋头的营养丰富，碳水化合物含量颇多，还含有蛋白质、脂肪、矿物质、维生素等，对人体有很强的补益作用。芋头入药，有添精益髓、益胃宽肠、生津止渴、活血化瘀、软坚散结的食疗功效。

营养成分表（单位：每100克含量）

		三大营养素			维生素					
热量	膳食纤维	蛋白质	脂肪	碳水化合物	维生素A	维生素B$_1$	维生素B$_2$	烟酸	维生素C	维生素E
331千焦	1克	2.20克	0.20克	17.10克	27微克	0.06毫克	0.05毫克	0.70毫克	6毫克	0.45毫克

矿物质									
钙	磷	钾	钠	镁	铁	锌	硒	铜	锰
36毫克	55毫克	378毫克	33.10毫克	23毫克	1毫克	0.49毫克	1.45微克	0.37毫克	0.30毫克

药典论述

　　《名医别录》："主宽肠胃，充肌肤，滑中。"

　　《大明本草》："除烦止泄，疗妊妇心烦迷闷，胎动不安。"

　　《滇南本草》："治中气不足，久服补肝肾，添精益髓。"

食用价值

改善消化不良

　　少量食用芋头，可辅助食疗消化不良、腹泻等脾胃虚寒引起的胃肠疾病。例如，芋头与粳米煮粥，可健脾胃，用于小儿疳积的食疗。

　　脾胃为人之根本，脾胃虚则体虚。芋头富含黏液质及多种微量元素，将芋头与鱼、牛肉等同食，能够补益身体。

脾胃虚弱也可引起中气不足症，例如小儿脱肛、女性子宫下垂等症，可将芋头与猪肠煮食。

美肤

常吃芋头，对皮肤非常有益，可除去皮肤老化的角质层，有一定的美白功效。芋头辅助食疗牛皮癣及其他一些肿毒，表现也不俗，可将芋头、大蒜共捣烂后敷患处。

健齿

芋头含有一定的氟，能起到洁齿、防龋的作用。许多牙膏含氟护齿，道理是一样的。

适用人群

身体虚弱的人宜食。

过敏体质、支气管哮喘、食滞胃痛、胸闷胁胀者慎食。

食用宜忌

芋头每次食用200克以内，不宜多食。

芋头的黏液能刺激皮肤发痒，故在加工时不要将黏液弄到手背及手臂上。若不小心沾到，应立刻清洗，再涂生姜汁解痒，或将手用火烤一烤。

生芋头有小毒，不可食用；如果芋头味发涩，也不能食用。

选购与储藏

选购芋头时，以形体均匀、结实、无斑点、无腐烂者为佳。切开时，肉质细白的为上品。

芋头应放干燥、阴凉、通风处储存。忌放冰箱内，它不耐低温，遇冷会迅速腐烂。

美食推荐

芋头排骨粥

原料 芋头150克，排骨100克，清汤1碗，粳米粥1碗，葱末、虾米、香菜段、鸡精、盐各适量。

做法 ① 芋头去皮，洗净，切成丁；排骨斩小块。
② 炒锅放油烧热，放入芋头、排骨炸熟，捞出沥油。
③ 炒锅留底油少许，放入虾米炒出香味，倒入清汤，下炸熟的芋头、排骨，以中火煮至汤汁滚沸。
④ 将粳米粥、盐一起倒入锅中，搅匀煮至沸，出锅前加入香菜段、葱末、鸡精即可。

养生功效 本粥具有补虚健脾、滋阴壮体的食疗功效，适用于体虚、便秘的人。

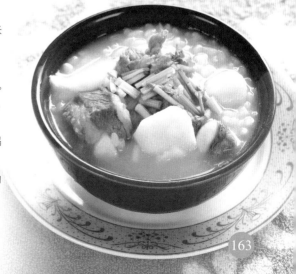

魔芋——抗癌，通便，减肥，降脂

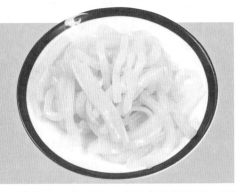

别名： 鬼芋、磨芋、鬼头、蛇
六谷、花莲杆
性味归经： 味苦、辛，性温。
入心、肝经

　　魔芋与芋头是"近亲"，块茎大小也与芋头相仿，主要加工成魔芋粉供食用，还可做成魔芋豆腐、魔芋面条等，属于一种低热量、高膳食纤维的食物。其营养独特，除含有蛋白质、钙、硒等成分外，还含有其他食物中少见的葡萄甘露聚糖成分，有降低血糖和控制肥胖的作用。中医认为，食用魔芋可充饥减肥、润肠通便、消肿散结、解毒止痛。近年来，魔芋因特殊的食疗价值而风靡全球，被称为"魔力食物"。

营养成分表（单位：每100克含量）

	三大营养素				维生素					
热量	膳食纤维	蛋白质	脂肪	碳水化合物	维生素A	维生素B_1	维生素B_2	烟酸	维生素C	维生素E
155千焦	74.40克	4.60克	0.10克	4.40克	—	—	0.10毫克	0.40毫克	—	—

矿物质									
钙	磷	钾	钠	镁	铁	锌	硒	铜	锰
45毫克	272毫克	299毫克	49.9毫克	66毫克	1.60毫克	2.05毫克	350.15微克	0.17毫克	0.88毫克

药典论述

　　《开宝本草》："主痈肿风毒。摩敷肿上。捣碎以灰汁煮成饼，五味调和为茹食，主消渴。"

　　《医林纂要》："去肺寒。治痰嗽。"

　　《全国中草药汇编》："消肿散结，解毒止痛。"

食用价值

抗癌消肿

　　魔芋是富硒食物，而且含有魔芋多糖，对多种癌细胞的代谢有干扰作用，对肺癌、贲门癌、结肠癌等多种癌症有一定预防作用，可散肿解毒。

通便

魔芋富含膳食纤维，含量超过绝大多数的谷粮及果蔬。魔芋中膳食纤维主要成分为葡萄甘露聚糖，进入肠道后，除刺激肠道蠕动外，还有很强的吸水性，可增加粪便的含水量，软化大便，从而促进人体排便，缩短排便时间。

降脂减肥

魔芋进入肠道后，可阻止肠道对胆固醇、甘油三酯的吸收，起到降脂的作用。所含葡萄甘露聚糖还能延缓肠道对营养元素的吸收，特别是减少对单糖的吸收，从而抑制脂肪酸在人体内的合成，减轻体重。

改善心脑血管功能

常食魔芋，对心脑血管也有保护作用，可延缓脑细胞衰老，改善心肌功能，预防动脉粥样硬化。

适用人群

一般人均可食用，尤宜糖尿病患者、肥胖者。

皮肤病患者宜少食。

食用宜忌

每次食用不超过 80 克为宜。

煮魔芋不易入味，可将魔芋切开，以增加味道的丰富。

生魔芋有毒，必须煮熟才可食用。

选购与储藏

魔芋食用前必须经磨粉、蒸煮、漂洗等加工脱毒。购买魔芋最好选择加工后的成品。

吃不完的魔芋应放入原袋中，密封，放入冰箱冷藏保存。

美食推荐

魔芋烧青椒

（原料）魔芋 35 克，胡萝卜、青椒各 50 克，香油、盐、葱末、姜末、味精各适量。

（做法）① 青椒洗净，去蒂、籽，切丝；胡萝卜去皮，洗净，切丝；魔芋洗净，切成丝，用沸水焯 5 分钟后捞出。

② 炒锅放油烧热，放入葱末、姜末爆香，再放魔芋、胡萝卜丝煸炒片刻，放入青椒丝，放盐调味，出锅前放味精、香油，撒葱末即成。

（养生功效）魔芋、青椒均能促进新陈代谢，为减肥佳品。常食本菜可减肥降脂，肥胖者宜食。

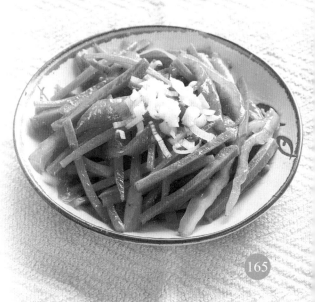

芝麻——和五脏，养血，润燥，抗衰

别名：胡麻、脂麻、油麻
性味归经：味甘，性平。
入肝、肾、大肠经

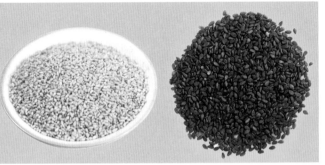

　　芝麻有黑、白两种，白芝麻多作食用，黑芝麻多入药用。自古以来，芝麻就被视为"仙家"食物，久食有延年益寿之效。古代养生学家陶弘景评价其"八谷之中，唯此为良""仙家做饭饵之，断谷长生"。芝麻富含蛋白质、脂肪、维生素E、钙、磷、铁等，其中钙、铁、维生素含量高居各种谷粮前茅，老幼食用皆宜，有和五脏、养血、润燥、乌发、美容等多种食疗价值。常吃芝麻，可使人皮肤保持柔嫩、细致和光滑，有习惯性便秘的人，肠内存留的毒素会伤害肝脏，芝麻能滑肠，改善便秘。

营养成分表（单位：每 100 克含量）

	三大营养素				维生素					
热量	膳食纤维	蛋白质	脂肪	碳水化合物	维生素A	维生素B₁	维生素B₂	烟酸	维生素C	维生素E
2222千焦	14克	19.10克	46.10克	10克	—	0.66毫克	0.25毫克	5.90毫克	—	50.40毫克

矿物质									
钙	磷	钾	钠	镁	铁	锌	硒	铜	锰
780毫克	516毫克	358毫克	8.30毫克	290毫克	22.70毫克	6.13毫克	4.70微克	1.77毫克	17.85毫克

药典论述

　　《神农本草经》："补五内，益气力，长肌肉，填精益髓。"

　　《证类本草》："久服轻身不老，明耳目，耐饥渴，延年。"

　　《食疗本草》："润五藏，主火灼，填骨髓，补虚气。"

　　《本草纲目》："芝麻伤中虚亏，补五脏，益气力，长肌肉，增智力。"

食用价值

滋补肝肾

　　芝麻能滋补肝肾之虚。中医认为，人体肝肾亏虚时会发生早衰现象，例如老花眼、耳鸣耳聋、白发、筋骨不健等，而吃芝麻可以延缓衰老。常食芝麻糊可预防、改善须发早白；芝麻与糯米煮饭吃，也能防治须发早白。

润肠通便

芝麻富含油脂，适量食用可润肠通便。黑芝麻、核桃仁共捣烂，每天早晨用温开水冲服，可缓解习惯性便秘；或者喝香油，可当即见效。

养血护肤

人血气不足时，面色多苍白，皮肤干枯、粗糙，食芝麻使肤质细腻光滑，面色红润光泽。芝麻富含铁，有养血生血的食疗功效，还可预防贫血。

不少孕妇在妊娠期间出现贫血的症状，喝黑芝麻粥有辅助功效，可将黑芝麻炒熟研成末，与粳米同煮食。

另外，芝麻富含维生素 E，能对抗皮肤衰老，减少皱纹，并缓解各种皮肤炎症。

适用人群

身虚早衰、贫血、便秘、高血压、高脂血症、老年哮喘等患者宜食。

慢性肠炎、便溏腹泻、阳痿、滑精者忌食。

食用宜忌

每天食用 10 ~ 20 克为宜。

芝麻有一层稍硬的膜皮，碾碎后食用便于人体吸收其营养。

芝麻炒制时千万不要炒煳。

选购与储藏

辨别真假黑芝麻，可将芝麻放入湿纸巾上搓几下，纸巾变黑为伪品；或将芝麻闻一下，有微微香气的为真品，有异味的为伪品。

熟芝麻应密封保存，防潮、防虫。

美食推荐

蜜奶芝麻羹

原料 蜂蜜 15 克，牛奶 200 毫升，白芝麻 10 克。

做法 ① 白芝麻去杂，炒熟，研成细末。

② 牛奶煮沸后，放入芝麻末搅匀，再调入蜂蜜即成。

养生功效 本羹具有和胃养血、润肠通便的食疗功效，久病体弱、肠燥便结的人作早餐食用最佳。

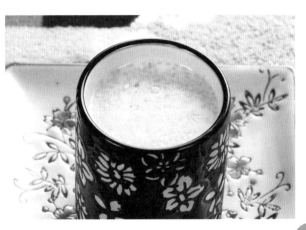

南瓜 ——降糖，补血，护肝肾

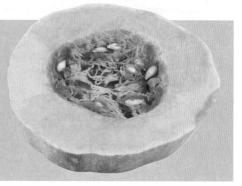

别名： 麦瓜、番瓜、倭瓜、金冬瓜、金瓜

性味归经： 味甘，性温。

入肝、肾经

南瓜是夏秋季节的瓜菜之一。老瓜可作饲料或杂粮，所以有很多地方又称其为饭瓜。含有丰富的 $\beta-$ 胡萝卜素和维生素C、葡萄糖、矿物质，对强化肌肤抵抗力和淡化斑点有很大的帮助，同时也能保护视力，促进肠胃蠕动和新陈代谢，清除宿便和有害物质。南瓜具有补中益气、消炎止痛、化痰排脓、解毒杀虫的辅助食疗功能，有生肝气、益肝血、保胎的作用。食用南瓜也有助于平稳血糖、调整内分泌和减轻青春痘的症状。

营养成分表（单位：每100克含量）

		三大营养素			维生素					
热量	膳食纤维	蛋白质	脂肪	碳水化合物	维生素A	维生素B$_1$	维生素B$_2$	烟酸	维生素C	维生素E
59千焦	0.70克	0.50克	0.10克	2.70克	7微克	0.02毫克	0.02毫克	0.60毫克	5.0毫克	0.43毫克

矿物质									
钙	磷	钾	钠	镁	铁	锌	硒	铜	锰
17毫克	10毫克	152毫克	0.9毫克	8毫克	0.9毫克	0.17毫克	0.28微克	0.04毫克	0.03毫克

药典论述

《本草纲目》："能补中益气。但多食发脚气、黄疸。不能同羊肉一起食用，否则令人气壅。"

《滇南本草》："通经络，利小便。"

《中药大辞典》："补中益气，消炎止痛，解毒杀虫。"

食用价值

降低血糖

南瓜是低糖、低热量食物，含多种微量元素，其中钴含量颇丰。钴能促进造血功能，增强胰岛素受体的敏感性，促使糖尿病患者胰岛素分泌正常，对糖尿病患者平稳血糖、缓解症状有特殊功效。嫩南瓜平稳血糖的效果更好。糖尿病患者可常食煮熟的南瓜。

降低胆固醇

南瓜所含大量果胶在肠道内被充分吸收后，形成一种胶状物质，能延缓对脂肪的吸收。果胶还能和体内过剩的胆固醇结合在一起，从而降低血液中的胆固醇含量，防止动脉硬化。

养肝护肾

南瓜能帮助肝、肾功能减弱者增强肝肾细胞的再生能力，恢复肝、肾功能。

解毒抗癌

南瓜含维生素、果胶，果胶有很好的吸附性，能黏结、消除体内细菌毒素和其他有害物质，降低亚硝酸盐致癌性。

适用人群

适宜高血压、冠心病、高脂血症患者，肥胖者，中老年便秘者，糖尿病患者，同铅、汞等有毒金属密切接触的人，癌症患者，泌尿系结石患者食用。

食用宜忌

南瓜的皮含有丰富的胡萝卜素和维生素，所以最好连皮一起食用，如果皮较硬，可用刀将硬的部分削去再食用。

南瓜含有相当丰富的胡萝卜素，所以尽量要全部加以利用。

选购与储藏

购买老南瓜，以外皮金黄、藤茎枯干、脐眼附近有皱纹的为好。

切开的南瓜要挑橘黄颜色深的，表明其胡萝卜素含量多。最好挑选瓜梗仍在的南瓜，其保存期限较长。

如果表面出现黑点，代表内部品质有问题，就不宜购买。

完整的南瓜在0~15℃的阴凉干燥环境中可长时间保存不变质。南瓜整个放入冰箱里一般也可以存放一两个月。

美食推荐

蛋黄炒南瓜

原料 南瓜100克，咸蛋黄4个，黄酒15毫升，盐3克，香葱段少许。

做法 ① 将咸蛋黄和黄酒放入小碗中，放入蒸锅，大火蒸8分钟，取出后用小勺搅成糊状。
② 将南瓜去皮、去子，切成手指粗的条。
③ 锅内放油烧热，爆香香葱段，加入南瓜条煸炒2分钟。
④ 将蛋黄糊倒入锅中，放入盐调味，与南瓜条一起翻炒均匀即可。

养生功效 南瓜营养丰富，含有较多的胡萝卜素和钴，既可以用来做菜又可以当主食，对女性还有美容的作用，是可以多选用的健康食材。

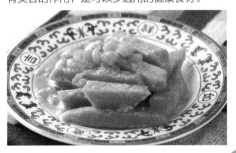

169

葵花子——除血痢，抗衰老，降血脂

别名： 向日葵子、瓜子、葵子
性味归经： 味甘，性平。
入脾、肺经

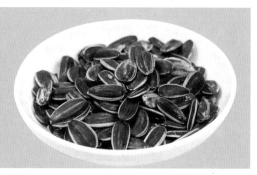

　　葵花子是向日葵的种子，可生食、炒食，也是制作糕点、榨油的原料。葵花子含脂肪达 40% 以上，其中多为不饱和脂肪酸；蛋白质、胡萝卜素、维生素 E 等营养也较丰富，其中蛋白质的含量较高，故适量食用有补虚损、降血脂、抗癌等食疗价值。

营养成分表（单位：每 100 克含量）

		三大营养素			维生素					
热量	膳食纤维	蛋白质	脂肪	碳水化合物	维生素 A	维生素 B_1	维生素 B_2	烟酸	维生素 C	维生素 E
2498 千焦	6.10 克	23.90 克	49.90 克	13 克	5 微克	0.36 毫克	0.20 毫克	4.80 毫克	—	34.53 毫克
					矿物质					
钙	磷	钾	钠	镁	铁	锌	硒	铜	锰	
72 毫克	238 毫克	562 毫克	5.50 毫克	264 毫克	5.70 毫克	6.03 毫克	1.21 微克	2.51 毫克	1.95 毫克	

药典论述

　　《采药书》：“通气透脓。”

　　《国药的药理学》：“向日葵油为被覆药。”

　　《福建民间草药》：“治血痢。”

食用价值

除血痢

　　中医认为，葵花子具有治血痢的药用价值。血痢就是痢疾，症见便液中带有脓血。血痢的患者，可取 50 克葵花子仁，与冰糖 20 克同煮，制成冰糖葵子汤，患者饮服，对血痢的改善有不错的效果。

稳压降脂

　　葵花子中的不饱和脂肪酸中含有较多的亚油酸、亚麻油酸，这是一种构成细胞的基本养分之一，除能调节人体新陈代谢外，还有稳定血压、降低血清胆固醇的作用,可防止血栓形成。用于降脂,最简单的方法就是吃点生葵花子。每天可食一把葵花子。与芹菜、山楂等具有降压作用的果蔬搭配食用,效果更好。

抗衰老

葵花子含有大量的维生素 E,能抑制人体内的脂肪过度氧化,并能促进血液循环,活化毛细血管,具有抗氧化、防衰的食疗价值。所含的胡萝卜素进入人体后能转化成维生素 A,从而润养皮肤,让皮肤水嫩不干燥。

豆浆是抗衰降脂的传统饮品,用黄豆与葵花子一同磨豆浆喝,味道自然,养生效果更出众。

防失眠

葵花子含有较多的烟酸,这种 B 族维生素维持着大脑健康,能增强记忆力,减少失眠、抑郁症等神经系统疾病的发生。

适用人群

一般人均可食用,尤其适宜癌症、高血压、高脂血症、动脉硬化、神经衰弱以及蛲虫病患者。

食用宜忌

每次食用 50 克以内。

尽量别用牙齿嗑葵花子,伤齿。

炒食的葵花子性平偏热,上火的人少食。

选购与储藏

葵花子选粒大匀称、子仁饱满、无虫蛀的为佳。

葵花子晒干,装入保鲜袋密封,置干燥阴凉处保存,可防虫。

美食推荐

状元粥

（原料）葵花子 15 克,葡萄干 15 克,松子仁 15 克,红枣 15 克,紫糯米 50 克,冰糖 20 克。

（做法）① 红枣洗净,泡发,上笼蒸 15 分钟。

② 紫糯米淘洗干净,入锅,加水适量,先用大火烧沸,再改用小火熬煮。

③ 粥快熟时,加入红枣、葵花子、松子仁、葡萄干、冰糖,再煮 10 分钟即成。

（养生功效）本粥香甜可口,具有养血安神、美容润肠的食疗功效。

四仁糖葫芦

（原料）山楂 500 克,葵花子、豆沙、核桃仁、熟芝麻、熟花生米、白糖、蜂蜜、香油各适量。

（做法）① 山楂洗净,去核、蒂,将其中核挖空;核桃仁、熟花生米捣碎。

② 豆沙、蜂蜜、香油混合,调制成馅。

③ 把馅装入挖空的山楂内,再装入葵花子、熟芝麻、花生米碎、核桃仁碎,然后用消过毒的竹扦将山楂穿串。

④ 白糖下锅,加少许水熬成汁,放入山楂串裹匀糖汁,出锅即成。

（养生功效）本品有健脾消食、益气补血的食疗作用。

西瓜子——清肺，润肠，止血

别名： 寒瓜子

性味归经： 味甘，性平。

入肺、大肠经

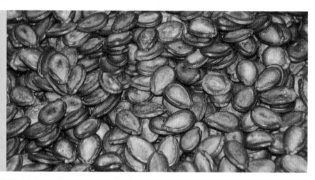

　　西瓜子是西瓜的籽实，常被炒制，加工成五香瓜子、奶油瓜子等，是深受人们喜爱的零食之一，或做粥等食用。其营养丰富，富含脂肪、蛋白质、膳食纤维、维生素E等营养成分，食用价值很高。西瓜子还能入药，具有利肺、润肠、止血、健胃等食疗功效。

营养成分表（单位：每100克含量）

		三大营养素			维生素					
热量	膳食纤维	蛋白质	脂肪	碳水化合物	维生素A	维生素B_1	维生素B_2	烟酸	维生素C	维生素E
2322千焦	5.40克	32.40克	45.9克	3.20克	—	0.20毫克	0.08毫克	1.40毫克	—	27.37毫克

				矿物质					
钙	磷	钾	钠	镁	铁	锌	硒	铜	锰
—	818毫克	186毫克	9.40毫克	1毫克	4.70毫克	0.39毫克	11微克	0.04毫克	1.21毫克

药典论述

　　《本草纲目》："清肺润肠，和中止渴。"

　　《随息居饮食谱》："生食化痰涤垢，下气清营；一味浓煎，治吐血，久嗽。"

　　《本草撮要》："治吐血，肠风下血。"

食用价值

润肺化痰

　　西瓜子入肺经，其性平偏凉，能清肺热，改善咳嗽痰多。平日抽烟较多、咳嗽日久的人可吃原味的西瓜子，不要吃炒制咸味的。炒制后性味发生变化，止咳化痰的功效大减。西瓜子仁更宜煮粥食用，或与具有化痰功效的甘草搭配，效果更佳。

清热止血

中医认为，血热则妄行，血液冲破血管的束缚后，引起出血，西瓜子能清热降火，故可辅助食疗多种出血症，例如牙出血、咳嗽出血、便血、鼻衄等。最简单的止血方法就是100克西瓜子，水煎取汁，每次饮服1碗。

通便滑肠

西瓜子富含脂肪，达到40%左右，有通便、健胃的作用。若没有食欲或便秘时，嗑点生西瓜子很管用。

降压

西瓜子所含的不饱和脂肪酸起一定的降血压作用，有助于预防动脉硬化；同时还含有一种皂苷成分，也能降压，缓解急性膀胱炎。

适用人群

咳嗽、高血压、便秘、食欲不振的人宜食。

婴幼儿尽量不要食用。

食用宜忌

每次食用50克以内为好。

西瓜子壳坚硬，多食伤齿。

不要给婴幼儿吃整粒的瓜子，避免误进气管发生危险。

选购与储藏

西瓜子应选购籽粒大且饱满、无霉烂变质、无虫蛀的。

西瓜子晒干燥后，可在常温下保存。

美食推荐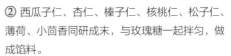

西瓜子粥

原料 西瓜子仁30克，粳米100克，盐1克。

做法 ① 西瓜子仁洗净；粳米淘洗干净，用冷水浸泡30分钟。

② 粳米放入锅中，加水1000毫升，煮沸后加入西瓜子仁，改小火熬至粥成，放入盐调味即可。

养生功效 本粥具有清热降火、通便滑肠的食疗作用，咳嗽、便秘的人宜食。

五仁玫瑰馅饼

原料 面粉500克，西瓜子仁、核桃仁、杏仁、榛子仁、松子仁、薄荷、小茴香、玫瑰糖、芝麻、白糖、香油各适量。

做法 ① 面粉、香油、白糖入面盆，加水适量和匀，做成若干个饼坯。

② 西瓜子仁、杏仁、榛子仁、核桃仁、松子仁、薄荷、小茴香同研成末，与玫瑰糖一起拌匀，做成馅料。

③ 用饼坯包好馅料，两面粘上芝麻，烤熟即成。

养生功效 本馅饼具有润肺、止咳、滑肠的食疗功效，肺痿、便秘患者宜食。

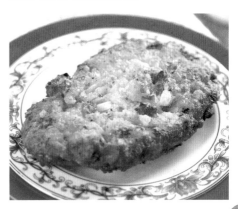

栗子——健腰腿，养脾胃，活血止血

别名： 板栗、栗果、大栗
性味归经： 味甘，性温。
入脾、胃、肾经

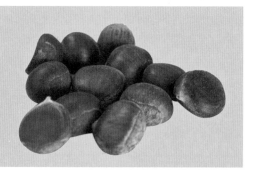

栗子含碳水化合物高达 70% 以上，是一种木本粮食，素有"干果之王"的美誉。每年秋季成熟，果肉呈金黄色，入口甜香。其所含蛋白质、脂肪、维生素及矿物质易于被人体吸收，具有养胃健脾、壮腰补肾、活血止血等食疗价值，最宜老年人和幼儿滋补。栗子食法多样，可做成栗干、栗粉、栗浆、糕点、罐头等，还可烹制多种菜肴，例如栗子煲鸡等。

营养成分表（单位：每 100 克含量）

	三大营养素				维生素					
热量	膳食纤维	蛋白质	脂肪	碳水化合物	维生素 A	维生素 B₁	维生素 B₂	烟酸	维生素 C	维生素 E
1443千焦	1.20克	5.30克	1.70克	77.20克	5微克	0.08毫克	0.15毫克	0.8毫克	25毫克	11.45毫克

矿物质									
钙	磷	钾	钠	镁	铁	锌	硒	铜	锰
—	—	—	8.50毫克	56毫克	1.20毫克	1.32毫克	—	1.34毫克	1.14毫克

药典论述

《名医别录》："主益气，厚肠胃，补肾气，令人忍饥。"

《千金·食治》："生食之，甚治腰脚不遂。"

《食性本草》："理筋骨风痛。"

《滇南本草图说》："治反胃。"

食用价值

补肾壮腰

栗子有"肾之果"的说法，肾气不足者最宜食用。人到老年时，肾气衰退，这时多出现腰酸腿疼、腿脚无力、小便频数的问题。可别小看这些问题，给老年人带来诸多烦恼。夜间小便次数多，则睡眠质量下降，久而久之身体会越来越差。常食栗子可壮肾，缓解这些问题。吃法很简单，可将栗子风干，每日细细嚼食10颗；辅助改善腿脚无力，可将栗子用水煮熟，每晚临睡前用红糖伴食。栗子煮粥或栗子烧鸡块等，补肾的效果也非常好，俗话说："腰酸腿软缺肾气，栗子稀饭赛补剂。"

止腹泻

栗子能厚养肠胃，性温，可缓解腹寒腹泻，起到暖中止泻的食疗功效。用于急性腹泻的食疗时，可将栗子投入火中，煨熟食用20～30个；缓解小儿腹泻时，可将栗子与柿饼共磨碎，煮熟食即可。

适用人群

腹寒腹泻、肾虚腰痛、腿脚无力、小便频多以及气管炎咳嗽患者宜食。

患风湿病、消化不良的人以及婴幼儿不宜多食；糖尿病患者最好少食。

食用宜忌

每次50克为宜，多食易胀气。
食用发霉的栗子可引起中毒。

选购与储藏

栗子不是越大越好。质优的栗子外壳应呈红、褐、紫色，壳色光泽，颗粒坚硬，摇动无响声；若栗壳变色、无光泽，有黑斑的，说明栗子已受热变质或被虫蛀，不要购买。

晚熟的栗子容易存放。最好将栗子装入保鲜袋中，放在通风好、气温稳定的室内，温度控制在10℃左右，并偶尔翻动一下。

美食推荐

红枣栗子鸡

(原料) 栗子100克，鸡腿肉500克，红枣50克，葱段、姜片、水淀粉、酱油、黄酒、盐、白糖、鸡精各适量。

(做法) ① 鸡腿肉洗净，斩成块；红枣用热水浸软；栗子去皮。

② 炒锅入油烧热，放入鸡块、栗子仁、红枣稍过油，捞出沥油。

③ 烧锅留少许底油，放入葱段、姜片爆香，再放栗子仁、红枣、鸡块翻炒，倒入黄酒、酱油，稍炒后依次加入水、白糖、盐、鸡精，煮沸，用水淀粉勾芡，收浓汤汁即成。

(养生功效) 本菜具有养肾壮腰，补虚益精的食疗功效，适用于肾虚者的食补。

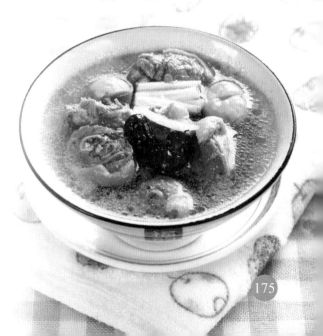

核桃——补肾消石，温肺除喘，健脑抗衰

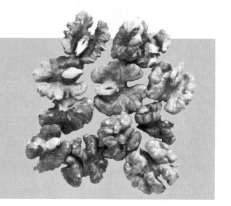

别名： 胡桃、羌桃、核桃仁

性味归经： 味甘，性温。

入肺、肾、大肠经

核桃自古以来就被视为滋补佳品，种植历史悠久，与榛子、杏仁、腰果并称为"世界四大干果"。其营养成分丰富，药用价值高，经常食用，或生食，或作药膳粥、煎汤等，可起到健胃、润肺、养神、延年益寿等食疗功效。

营养成分表（单位：每100克含量）

热量	膳食纤维	三大营养素			维生素					
		蛋白质	脂肪	碳水化合物	维生素A	维生素B₁	维生素B₂	烟酸	维生素C	维生素E
2623千焦	9.50克	14.90克	58.80克	9.60克	5微克	0.15毫克	0.14毫克	0.90毫克	1毫克	43.21毫克

矿物质									
钙	磷	钾	钠	镁	铁	锌	硒	铜	锰
56毫克	294毫克	395毫克	6.40毫克	131毫克	2.70毫克	2.17毫克	4.62微克	1.17毫克	3.44毫克

药典论述

《本草新编》："润能生精，涩能止精，更益肾火，兼乌须发，愈石淋，实温补命门之药，不必佐之破故纸始愈腰疼。"

《本草纲目》："补气养血，润燥化痰，益命门，利三焦，温肺润肠，治虚寒咳嗽，腰脚重痛，心腹疝痛，血痢肠风，散肿毒，发痘疮，制铜毒。"

《中国药典》："补肾，温肺，润肠。用于腰膝酸软，阳痿遗精，虚寒喘嗽，大便秘结。"

食用价值

除结石

中医认为核桃对泌尿系统结石（也就是中医所说的"石淋"症）有一定的食疗作用，可"溶"掉石头。辅助食疗时，以香油炸酥核桃仁，研膏食用；或核桃与粳米煮粥。

止咳喘

核桃入肺、肾经，能滋肺、肾虚，通过调理肺、肾功能而使肺气下行，不再咳喘，因此核桃是中医治疗咳嗽、哮喘的一味良药。食疗时，可将核桃与红糖共捣，用开水冲服；或将核桃仁与杏仁等搭配食用，杏仁也是止咳之物，效果更好。

补肾壮阳

核桃能补肾壮阳，对肝肾不足引起的腰酸腿软、筋骨疼痛、夜尿多、遗精等症有食疗作用。核桃仁入锅，加盐微炒后食用，可改善老年人夜尿多；核桃与猪肾同炒食，能辅助食疗肾气不固之遗精。

健脑

吃核桃补脑，是因为核桃含有磷脂和蛋白质，它们是营养大脑神经的物质，能起到活跃脑细胞、增强记忆力的作用。小儿、老年人宜常食核桃。

抗衰老

核桃有"长寿果"之称，其含有锰、铬等微量元素，还含有强抗氧化剂维生素 E，常食可起到延缓衰老的食疗作用；

所含油脂多为亚麻酸、亚油酸等成分，进入人体后可"化掉"胆固醇，保护心脑血管健康，有效预防高血压、冠心病等心血管疾病。

适用人群

肾虚、肺虚、神经衰弱、癌症患者以及脑力劳动者宜常食。

阴虚火旺、腹泻的人不宜多食。

食用宜忌

每次食用 20 克为宜，不宜多食。

核桃仁表面覆盖的褐色薄皮含营养成分，最好别剥掉。

酒后不宜食用核桃。

选购与储藏

优质核桃外形圆整、个头大、壳薄白净、干燥，里面的核桃仁丰满块大。仁衣泛油，说明已变质。

核桃多含脂肪，易变质，故应存放阴凉处，或放在冰箱中保存，一般可以保存 6 个月。

美食推荐

核桃酪

原料 核桃仁 200 克，红枣 50 克，粳米 50 克，白糖 200 克。

做法 ① 核桃仁用开水浸泡后去皮，再用凉水洗净；红枣放到开水锅中煮到膨胀时捞出，去皮、去核；粳米淘净，用温水泡约 2 小时。
② 将核桃仁、红枣均切成碎末，加入泡好的粳米，注水 200 毫升，搅成粥状，用水磨磨成极稠的

核桃浆（放置时间不要长，否则会变酸）。
③ 大火坐铜锅（不要用铁锅，否则会变黑），加入核桃浆和白糖，注清水 500 毫升，搅匀，烧开后装入汤碗即成。

养生功效 核桃仁可以补肾健脑、补心益智。诸种原料相配，成为有补虚滋阴、健脑益智食疗功效之品，对思维迟钝、记忆力减退的患者有益。

腰果——润肤，排毒，解乏，抗癌

别名： 鸡腰果、介寿果

性味归经： 味甘，性平。

入脾、胃、肾经

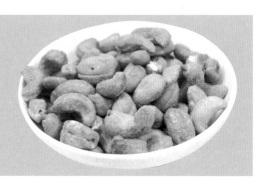

腰果的果形似肾腰，故名。果实成熟时，香飘四溢，味甘如蜜，既可当零食食用，又可制作美味佳肴，例如蜜糖腰果酥、奶油腰果、椰香腰果等。其营养丰富，含脂肪、蛋白质较多，并含维生素 A、维生素 B_1、维生素 B_2 以及矿物质等成分。中医认为，腰果具有利尿降压、降温、延年益寿等食疗价值。

营养成分表（单位：每 100 克含量）

		三大营养素			维生素					
热量	膳食纤维	蛋白质	脂肪	碳水化合物	维生素 A	维生素 B_1	维生素 B_2	烟酸	维生素 C	维生素 E
2310 千焦	3.60 克	17.30 克	36.70 克	41.60 克	8 微克	0.27 毫克	0.13 毫克	1.30 毫克	—	3.17 毫克

				矿物质					
钙	磷	钾	钠	镁	铁	锌	硒	铜	锰
26 毫克	395 毫克	503 毫克	251.30 毫克	153 毫克	4.80 毫克	4.30 毫克	34.00 微克	1.4 3 毫克	1.80 毫克

药典论述

《本草拾遗》："主渴，润肺，去烦、除痰。"

《海药本草》："主烦躁，心闷，痰嗝，伤寒清涕，咳逆上气。"

食用价值

净化血液

腰果含近 40% 的脂肪，所含脂肪多为单不饱和脂肪酸，具有降低血液中胆固醇、甘油三酯和低密度脂蛋白的作用，减少脂质的氧化等不良反应。食用时，腰果搭配芹菜、玉米等最好。

润肤排毒

腰果富含维生素 A，能营养皮肤，缓解皮肤干燥。所含丰富的油脂也可以起到润肤美容、润肠通便的食疗功效，适合便秘、皮肤干燥者。

解乏

腰果中的维生素 B_1 进入人体后能够补充体力,消除人体疲劳。体虚乏力的人,可每日吃几粒腰果,或食用腰果炒虾仁;腰果与薏米煮粥食用,能提神。身体正常的人吃腰果,则可提升抗病能力,增进食欲、性欲。

抗癌

腰果中含有大量的蛋白酶抑制剂,有助于预防肿瘤的发生。

促进母乳分泌

腰果还具有催乳的功效,乳汁分泌不足的产妇食用腰果可增加乳汁分泌量。

适用人群

一般人皆可食用,尤其适宜便秘的人。

肝功能严重不良、过敏体质以及肥胖的人尽量少食。

食用宜忌

每次食用 30 ~ 50 克为宜,多食增肥。

腰果食用前,最好用清水浸泡 5 个小时。

有哈喇味的腰果不要食用。

选购与储藏

腰果以外形完整、色泽白、饱满、气香,无虫蛀、斑点者为佳;黏手或受潮的,最好不要买。

腰果富含油脂,易变质,故应存放于密闭容器中,放入冰箱冷藏,或置阴凉、通风处。

美食推荐

腰果莴笋炒山药

(原料) 腰果、胡萝卜各 50 克,莴笋、山药各 150 克,盐、鸡精各适量。

(做法) ① 莴笋去皮、洗净,切滚刀块;山药去皮,洗净,切块,放入清水中防变色;胡萝卜去皮,洗净后切滚刀块。

② 锅中放水烧沸,将莴笋、胡萝卜和山药分别焯一下,捞出沥水。

③ 炒锅倒油烧热,放入腰果煸至金黄色,倒入莴笋、胡萝卜和山药,翻炒至熟,放入盐、鸡精调味即可。

(养生功效) 本菜具有润肠通便、降脂利压的食疗功效,常食可预防心脑血管疾病和便秘。

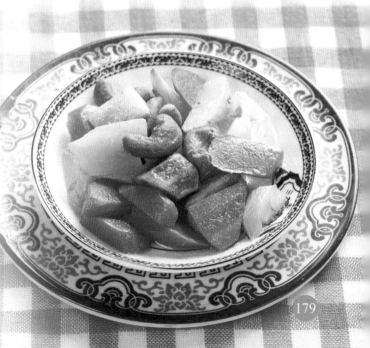

榛子——开胃，明目，益气力

别名： 平榛、尖栗、山反栗

性味归经： 味甘，性平。

入脾、胃经

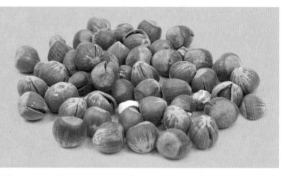

榛子是百姓常食的坚果，长得像栗子，外壳坚硬，果仁肥白而圆，入口香味绵绵不绝。榛子营养丰富，果仁中除含蛋白质、脂肪、碳水化合物外，胡萝卜素、维生素E含量也颇丰，并含有人体所需8种氨基酸。榛子入食，或炒或煮，具有补益脾胃、滋养气血、明目等食疗功效。

营养成分表（单位：每100克含量）

		三大营养素			维生素					
热量	膳食纤维	蛋白质	脂肪	碳水化合物	维生素A	维生素B₁	维生素B₂	烟酸	维生素C	维生素E
2268千焦	9.60克	20克	44.80克	14.70克	8微克	0.62毫克	0.14毫克	2.50毫克	—	36.43毫克

矿物质									
钙	磷	钾	钠	镁	铁	锌	硒	铜	锰
104毫克	422毫克	1244毫克	4.70毫克	420毫克	6.40毫克	5.83毫克	0.78微克	3.03毫克	14.94毫克

药典论述

《日华子本草》："肥白人，止饥，调中，开胃。"

《开宝本草》："益气力，实肠胃，令人不饥，健行。"

《食经》："食之明目，去三虫。"

食用价值

调中开胃

少量食用榛子，可以起到开胃调中的保健功效，令人增食欲、长气力。例如煮榛子粥喝，或将榛子直接炒熟后食用。若病后体虚、食少乏力，可将榛子与山药、党参、陈皮配伍，水煎取汁服。

坚骨强筋

榛子富含锰，锰是人体必需微量元素之一，对筋骨特别有益，可助骨骼、肌腱、韧带等组织坚固，减少损伤。

抗癌

榛子中含有抗癌成分——紫杉醇，紫杉醇用于治疗卵巢癌、乳腺癌等，癌症患者可常食榛子。

养肝明目

榛子富含维生素 A、胡萝卜素等，常食能养肝护目，改善眼睛干涩、视物不清。榛子茶是明目的简单食疗方，即将榛子水煎，代茶饮。

除寄生虫

榛子与南瓜子一样，能为人体清除绦虫、蛔虫等寄生虫。每次取 30 克榛子，嚼食即可。

适用人群

身体消瘦、食少乏力、眼花、癌症等患者以及脑血劳动者宜食。

肝功能严重不良者、肥胖者忌食。

食用宜忌

每次食用 30 克左右为宜。

长时间放置的榛子不宜食用。

选购与储藏

榛子有大、小之分，小榛子的味道更香。另外，榛子以形体圆整、壳薄白净、出仁率高、干燥的为好。

榛子富含油脂，宜装入密封、干燥的容器中，放于避光处才能延长保存期，否则易发霉或生异味。

美食推荐

榛果八香粥

 原料 榛子仁 100 克，粳米、红豆、绿豆、核桃仁、滩枣、葡萄干、荔枝干各适量。

做法 ① 粳米洗净，用水浸泡 1 个小时；红豆、绿豆洗净，浸泡 2 个小时。

② 锅中放水适量，放入红豆、绿豆煮至软时，放入粳米、榛子仁同煮 15 分钟，然后再加入核桃仁、滩枣、葡萄干、荔枝干，煮熟即成。

养生功效 本粥调中补虚，开胃益肠，可改善病后体虚、食少乏力。

榛子山药饮

原料 榛子 50 克，山药 150 克，党参 12 克，陈皮 10 克。

做法 ① 将榛子去皮、壳，洗净；将山药洗净，削皮后切小块。

② 将党参、陈皮加水 500 毫升，以小火煮 30 分钟，去渣取汁；将药汁与榛子仁、山药块入锅中同煮，以小火熬熟，离火即成。

养生功效 本品可补脾胃、益气力、明目健行，对消渴、盗汗、夜尿多等症有食疗作用。

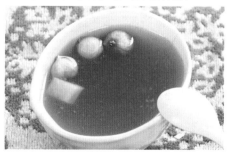

松子 ——补虚，镇咳，润肤，通便

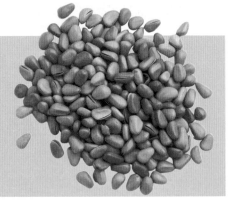

别名： 海松子、罗松子
性味归经： 味甘，性温。
入肺、肝、大肠经

松子为红松的果实，多产于我国东北大小兴安岭，是著名的干果。其营养价值高，每百克含蛋白质超过 12 克，脂肪高达 60 多克，并含挥发油、钙、磷、铁等滋补人体的营养成分。经常适量吃松子，不但能增加营养，还能强身、益寿，故松子是中老年人养生必备的佳品，有"长寿果"之称。中医认为，松子有润肺止咳、祛风泽肤、润肠通便等食疗功效。

营养成分表（单位：每 100 克含量）

热量	膳食纤维	三大营养素			维生素					
热量	膳食纤维	蛋白质	脂肪	碳水化合物	维生素 A	维生素 B_1	维生素 B_2	烟酸	维生素 C	维生素 E
2678 千焦	12.40 克	12.60 克	62.20 克	8.6 克	7 微克	0.41 毫克	0.09 毫克	3.80 毫克	—	34.48 毫克

矿物质									
钙	磷	钾	钠	镁	铁	锌	硒	铜	锰
3 毫克	620 毫克	184 毫克	—	567 毫克	5.90 毫克	9.02 毫克	0.63 微克	2.68 毫克	10.35 毫克

药典论述

《本草纲目》："润肺，治燥结咳嗽。"

《本草再新》："润肺健脾，敛咳嗽，止吐血。"

《日华子本草》："逐风痹寒气，虚羸少气，补不足，润皮肤，肥五脏。"

食用价值

止咳

松子入肺经，能润肺止咳。历代研究发现，松子止咳主要用于肺燥干咳，对有痰的咳嗽缓解效果不佳。食用时，松子宜搭配杏仁、核桃仁等止咳的干果共食；或与豆腐共烹制，做成松子豆腐食用。

软化血管

松子所含的脂肪多为不饱和脂肪酸，例如亚油酸、亚麻酸等，常食能降低血脂、血液黏稠度，减少心血管病变。松子可单食，但不能多食；或与玉米等降脂食物同食。

通便秘

松子富含脂肪、膳食纤维，具有通便润肠的食疗价值。松子对虚证引起的便秘食疗效果甚佳。例如前面提到的松子豆腐，既镇咳也通便；松子还可与柏子仁配伍改善虚证便秘。

补五脏虚

松子富含蛋白质、铁、锌等营养成分，润养五脏之虚，常食可强壮筋骨、增肥、消除疲劳。

肝肾虚时多头晕眼花，可将松子与黑芝麻、枸杞子、杭菊各取 15 克，水煎代茶饮。

体虚血虚可引起皮肤失养，少弹性、无光泽，这时可将松子煮粥食用。

适用人群

身体虚弱的中老年人以及慢性气管炎之久咳无痰、便秘等患者宜食。

便溏腹泻、滑精、咳嗽痰多以及胆功能不全者慎食。

食用宜忌

每次食用 20 克以内为宜。

松子存放时间过长会产生油哈喇味，不宜再食。

选购与储藏

优质松子颗粒大小均匀，开口均匀，吃起来满口清香；劣质的松子颗粒大小不一，吃起来口感发涩，有异味。

松子应放在密封的容器中，置阴凉通风处。为防出油，可在松子中加少量的防风。

美食推荐

松子烧平菇

原料 鲜平菇 400 克，松子仁 25 克，盐、姜汁、黄酒、酱油、水淀粉各适量。

做法 ① 平菇洗净，去蒂切片，放入沸水中焯透，沥水；松子仁用刀拍一下，去皮，使其碎而不烂。

② 炒锅放油烧热，放入松子仁稍炸，再放入平菇、盐、黄酒、酱油、姜汁，加少许水，将熟时用水淀粉勾芡，稍炒即成。

养生功效 本菜具有补虚、润肠的食疗功效，尤宜体虚的老年人食用。

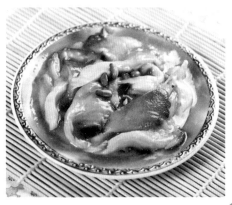

莲子 ——养心安神，厚肠胃，固精气

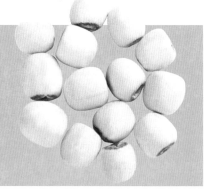

别名：藕实、莲实、莲米

性味归经：味甘、涩，性平。
入脾、肾、心经

莲子是莲的成熟种子，多用于制作汤、粥、羹，是常见的滋补品。莲子营养丰富，除含有大量碳水化合物外，还含有 β-谷固醇、生物碱及丰富的钙、磷、铁等矿物质和多种维生素，食疗价值颇高，有镇静、强心、安神、抗衰老、防癌抗癌等多种作用。

营养成分表（单位：每100克含量）

		三大营养素			维生素					
热量	膳食纤维	蛋白质	脂肪	碳水化合物	维生素A	维生素B_1	维生素B_2	烟酸	维生素C	维生素E
1439千焦	3克	17.20克	2克	64.20克	—	0.16毫克	0.08毫克	4.20毫克	5毫克	2.71毫克

				矿物质					
钙	磷	钾	钠	镁	铁	锌	硒	铜	锰
97毫克	550毫克	846毫克	5.10毫克	242毫克	3.60毫克	2.78毫克	3.36微克	1.33毫克	8.23毫克

药典论述

《神农本草经》："主补中，养神，益气力。"

《日华子本草》："益气，止渴，助心，止痢。治腰痛，泄精。"

《本草纲目》："交心肾，厚肠胃，固精气，强筋骨，补虚损，利耳目，除寒湿，止脾泄久痢，赤白浊，女人带下崩中诸血病。"

食用价值

强心安神

莲子中央的青绿色胚芽为莲子心，其味苦，具有清热、安神、强心的食疗功效。莲子心强心作用源于它所含的生物碱成分，可抗心律不齐、降血压。例如，莲子与红枣、桂圆同煮，可调理心脾两虚引起的心悸怔忡、头晕失眠；女性日常食用甚佳。

固精气

莲子入脾、肾二经，厚养肠胃，固肾气补虚损，久病体弱者、产后体虚者、老年人宜常食用滋补身体。莲子还能固肾涩精，对频繁遗精、滑精、妇女带下、肾虚腰痛等有改善作用。

莲子与芡实、薏米、猪肚、猪肉搭配煮汤食用，特别适合虚损体伤、脾胃虚弱的人；若将莲子泡酒，能起到益肾固精的功效，用于辅助食疗肾虚遗精、带下等症。

厚肠胃

莲子去心煮食，健脾胃作用甚强，适用于脾虚腹泻、食欲不振。莲子搭配山药煮粥食用，可止腹泻；若再加上鸡内金，健脾胃作用更强。

防癌抗癌

莲子能通利气血，所含的植物功能成分对鼻咽癌有抑制作用，例如用莲子煮粥食，非常适合肿瘤患者放化疗后食用。

适用人群

体虚、失眠多梦、遗精、慢性腹泻以及放化疗的癌症患者宜食。

平日腹胀、便秘的人少食。

食用宜忌

每次食用 6～15 克，多食难消化，易致便秘、腹胀等。

干莲子先用水浸泡 2 小时左右，才易煮熟。

莲子用于强心养心食疗时，勿去莲子心。

忌食发霉的莲子，因其可产生致癌物黄曲霉素。

选购与储藏

莲子以个大饱满、色呈米黄的为好。

干莲子应干燥、密封保存，防止发霉。

美食推荐

莲子薏芡炖猪肚

原料 莲子、薏米、芡实各 15 克，猪肚150 克，猪瘦肉 50 克，姜片、盐、味精各适量。

做法 ① 猪肚反复洗净，切成条状；猪瘦肉洗净，切块；莲子、薏米、芡实分别洗净，用热水浸透。

② 将猪肚、猪瘦肉、莲子、薏米、芡实放入炖盅内，加入适量沸水，放入姜片，隔水炖 3 小时左右至熟，放入盐、味精调味即成。

养生功效 本品具有补益脾胃、固精养肾的食疗功效，适用于虚损体伤、脾胃虚弱者。

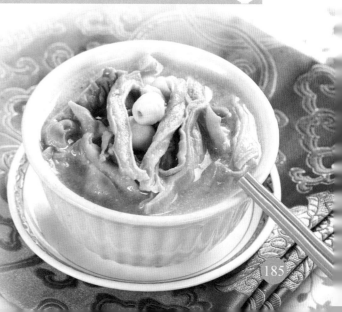

豆豉 ——发汗，开胃，平喘，抗血栓，解毒

别名： 大苦、香豉、康伯

性味归经： 味咸，性凉。

入肺、胃经

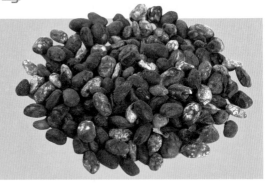

　　豆豉是大豆经发酵而成的传统豆制品，也是许多菜肴烹制的调味料，擅长除鱼肉的腥膻气。按原料来分，有黑豆豉和黄豆豉；按口味则可分为咸豆豉和淡豆豉。豆豉中含有大豆黄酮、蛋白质、B族维生素、胡萝卜素、叶酸等，食用价值颇高。咸豆豉供调味用，入药都用淡豆豉。中医认为，常食豆豉有解毒、除烦、宣郁的食疗功效，可缓解头痛寒热、胸中烦闷、食欲不振等。

营养成分表（单位：每100克含量）

		三大营养素			维生素					
热量	膳食纤维	蛋白质	脂肪	碳水化合物	维生素A	维生素B$_1$	维生素B$_2$	烟酸	维生素C	维生素E
1021千焦	5.90克	24.10克	—	36.80克	—	0.02毫克	0.09毫克	0.60毫克	—	40.69毫克

矿物质									
钙	磷	钾	钠	镁	铁	锌	硒	铜	锰
29毫克	43毫克	715毫克	263.80毫克	202毫克	3.70毫克	2.37毫克	4.55微克	1.04毫克	3.17毫克

药典论述

　　《名医别录》："主伤寒头痛寒热，瘴气恶毒，烦躁满闷，虚劳喘吸，两脚疼冷。"

　　《本草纲目》："下气，调中。治伤寒温毒发癍，呕逆。"

　　《药性论》："治时疾热病发汗；熬末，能止盗汗，除烦；生捣为丸服，治寒热风，胸中生疮；煮服，治血痢腹痛。"

食用价值

发汗解表

　　中医认为，豆豉有发汗解表的作用，常辅助食疗伤寒感冒、感冒头痛。例如著名的葱豉汤，将葱白、豆豉共煮汤，两味均为

发汗之物，配伍共用起到"1+1>2"的功效，用于缓解外感初起时的发热、头痛很有效。

防血栓形成

中老年人随着身体功能下降，血液中胆固醇含量增多，血液中多形成小血栓，小血栓如果没有及时溶解掉，就像"滚雪球"似的越滚越大，极可能在脑血管等狭窄处堵塞，形成脑卒中。而豆豉含尿激酶成分很多，具有溶解血栓的作用。常食豆豉可防脑卒中、血栓。

解毒

古人认为豆豉几乎可以解百毒，鱼肉腥膻之毒、药物中毒、食物中毒等。如今人们常用豆豉烹制鱼肉，例如豆豉烧肉、豆豉蒸鱼，除了可以使用豆豉提香之外，也可以清除鱼肉的腥膻。

治肺病

豆豉辛凉解表，入肺经，对肺寒性气管炎、久咳痰喘、尘肺病等肺病有一定的食疗功效。例如，取淡豆豉与生姜、饴糖搭配，制成姜豉饴糖，能温肺化痰。

开胃

豆豉具有开胃、调中的作用，而且豆豉本身带有一股香气，闻香即能醒脾，令人增食欲。食用时，可烹制豆豉鲮鱼、豆豉南瓜等。

适用人群

一般人皆可食用，尤宜血栓、风寒感冒、胸膈胀满者。

食用宜忌

每日食用 40 克以内为宜。

豆豉盐分高，入菜烹制时，应少放盐。

选购与储藏

豆豉以颗粒完整、乌黑（或色黄）发亮、松软即化且无异味的为好。

豆豉本身具有一定的防腐性，不易变质，装入密封容器中即可。忌掺入生水。

美食推荐

豆豉羊髓粥

原料 熟羊髓、粳米各 50 克，豆豉 15 克，薄荷 6 克，葱白 3 根，姜、盐各适量。

做法 ① 粳米洗净，浸泡 30 分钟，备用；葱白切成 3 厘米长段；姜洗净，切成大片备用。
② 锅内放入葱白、姜片、豆豉，用清水煮沸。稍后放入薄荷，稍煎煮后去渣取汁。
③ 用豆豉薄荷汁煮粳米，至粳米完全熟透后，放入熟羊髓。出锅时放入盐调味即可。

养生功效 清热，解毒。适用于乳腺炎初起，症见局部红肿热痛而脓尚未形成者。

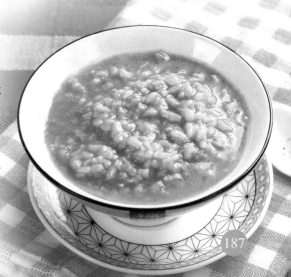

豆腐 ——清热，止咳，益中，健骨

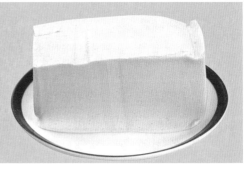

别名： 福黎

性味归经： 味甘，性凉。

入脾、胃、大肠经

　　豆腐有南、北豆腐之分。北豆腐质地硬，是黄豆经过磨浆去渣，煮熟后加入盐卤或石膏制成；南豆腐质地软嫩，是豆浆加石膏煮成。豆腐主要成分除大量的水分外，含有丰富的蛋白质、异黄酮、钙等，常食可促进儿童的身体和智力发育，软化老年人的血管，预防骨质疏松，益寿延年。中医认为，豆腐有清热解毒、益气和中、生津解毒等药用价值，常食可补中益气、清热润燥、生津止渴、清洁肠胃，更适于热性体质、口臭口渴、肠胃不清、热病后调养者食用。

营养成分表（单位：每 100 克含量）

		三大营养素			维生素					
热量	膳食纤维	蛋白质	脂肪	碳水化合物	维生素 A	维生素 B₁	维生素 B₂	烟酸	维生素 C	维生素 E
339千焦	0.40克	8.10克	3.70克	3.80克	5微克	0.04毫克	0.03毫克	0.20毫克	—	2.71毫克

矿物质									
钙	磷	钾	钠	镁	铁	锌	硒	铜	锰
164毫克	119毫克	125毫克	7.20毫克	27毫克	1.90毫克	1.11毫克	2.30微克	0.27毫克	0.47毫克

药典论述

　　《本草纲目》：“清热散血。”

　　《医林纂要》：“清肺热，止咳，消痰。”

　　《本草求真》：“治胃火冲击，内热郁蒸，症见消渴、胀满。并治赤眼肿痛。”

食用价值

清热解毒

　　豆腐性凉，最擅长清热生津，患热病者宜食，例如发烧、胃热口渴、肺热咳嗽等。治小儿发热、夏季口渴，可将豆腐与性凉的黄瓜煮汤喝，能清热、解渴。

豆腐能生津润燥，可改善内燥便秘、外燥皮肤干燥等。豆腐去燥，可炒食，或煮汤食用。

和脾胃

脾胃不和、胃胀者，最宜吃豆腐食疗。例如小儿伤食、腹胀，宜将豆腐与萝卜煮食。但豆腐不能多吃，多吃反而令人腹胀。

止咳喘

豆腐有止咳消痰的作用，加之豆腐富含蛋白质等营养，故常辅助缓解体虚咳嗽、肺热咳嗽等。例如，用于气管炎引起的哮喘，可将豆腐、麦芽糖、生萝卜汁同煮沸，一日饮服2次。

预防骨质疏松

豆腐是一种高钙食物，能为人体补充钙质，健骨养骨，中老年人食用特别好。为了提升豆腐的补钙效果，可将豆腐与鱼肉等搭配食用。不过，不宜将豆腐与菠菜共食，会使补钙效果降低。

适用人群

青少年、老年人、孕产妇、身体虚弱、营养不良、气血双亏人群以及心脑血管疾病、癌症、肥胖、热病患者宜食。

血尿酸高和痛风的人不宜食用。

食用宜忌

每天食用250克豆腐为宜，过食可引起腹胀、恶心等不适。

南豆腐适宜烧、烩和做汤；北豆腐适宜烧、炸、煎和做汤。

豆腐宜与鱼、肉、蛋等搭配食用。

不宜过多食用臭豆腐、腐乳等豆制品。

选购与储藏

优质豆腐内无水纹，无杂质，晶白细嫩，反之为次品。

夏天豆腐易变质，泡入水中或放入冰箱可延长其保质期。

美食推荐

绿豆芽豆腐汤

原料 豆腐150克，绿豆芽200克，葱末、盐、鸡精各适量。

做法 ① 豆腐洗净，切成小片，入沸水中焯一下，捞出；绿豆芽洗净。

② 炒锅放油烧热，放葱末爆出香味，再注入适量水，放入豆腐，烧沸。

③ 锅内放入绿豆芽、盐、鸡精，煮沸片刻，即可出锅。

养生功效 本汤清热解毒、生津止咳，适用于发热、便秘、眼睛红赤等。

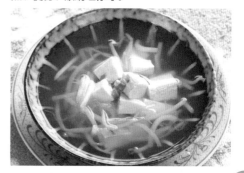

饴糖——补中缓急，润肺止咳

别名： 麦芽糖、饧糖、糖稀、胶饴

性味归经： 味甘，性温。入脾、胃、肺经

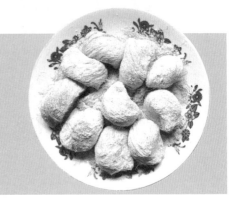

饴糖是高粱、粳米、大麦、玉米等粮食经磨粉，蒸煮，加入麦芽，经发酵加工而成的，主要成分为麦芽糖与糊精。糊精量高，则黏而甜味淡，还含有蛋白质、脂肪、维生素 B_2、烟酸等。饴糖分为软、硬两种，软的为胶饴，为黄褐色浓稠液体，黏性很大，多用于入药；硬的白饴糖，黄白色、多孔，是软饴糖混入空气后凝固而成。食用饴糖具有滋补强壮、滋阴润肺、补中缓急、止咳、解毒等食疗功效。用于气虚或阴虚体质的补养，以及产妇、小儿的补养；脘腹痛，遇冷发作，饥则痛，食则痛缓。饴糖还有调和诸药，解附子、乌头毒的作用。

营养成分表（单位：每100克含量）

		三大营养素			维生素					
热量	膳食纤维	蛋白质	脂肪	碳水化合物	维生素A	维生素B_1	维生素B_2	烟酸	维生素C	维生素E
1607千焦	—	0.20克	0.20克	82克	—	0.10毫克	0.17毫克	2.10毫克	—	—

矿物质									
钙	磷	钾	钠	镁	铁	锌	硒	铜	锰

药典论述

《名医别录》："主补虚乏，止渴，去血。"

《日华子本草》"益气力，消痰止嗽，并润五脏。"

《长沙药解》："补脾精，化胃气，生津，养血，缓里急，止腹痛。"

《本草纲目》："饴糖……补虚乏，止渴去血。"

食用价值

补脾胃虚

饴糖味甘，入脾、胃经，甘味养脾，补虚乏，因此饴糖适合脾虚，例如总感觉疲劳、浑身无力的人等。

小儿脾胃虚寒较多见，不妨用饴糖加生姜一起熬水喝。这种水甜甜的，小儿容易接受，强过于食红枣补脾，因为红枣对于小儿来说不容易消化。

缓解腹寒痛

在脾胃虚弱，再受寒邪入侵的情况下，常会犯腹痛。饴糖性温，能消脾胃寒气，使腹部血气运行通畅，从而止痛。例如，饴糖与粳米共煮粥食，能和中止痛。将饴糖一二汤匙，用温开水冲化服用。有补脾胃缓痛之功，适用于脾胃阳虚或气虚所致的胃脘痛，包括胃及十二指肠溃疡、慢性胃炎的食疗。

润肺化痰

食用饴糖还能起到润肺化痰的作用，患肺热咳嗽时宜食。可取饴糖30克，与200克萝卜共捣烂绞汁，共盛碗中，蒸化，趁热慢慢饮用。这里的萝卜也是清热化痰之物，与饴糖共食，可清热止咳，补虚理肺，适用于慢性支气管炎有咽干、久咳等症。

适用人群

脾虚乏力、腹寒腹痛、肺热咳嗽的人宜食。

糖尿病患者忌食。

食用宜忌

每次食用不超过30克。

入药用时，多选用软饴糖。

湿痰过盛所致的胃脘胀满、呕吐等症忌用，湿热所致的不思饮食、口苦、胸脘胀满等症忌用。

常食饴糖损伤牙齿，食用后应及时漱口。

选购与储藏

软饴糖以拉丝越长的越好。硬饴糖以干硬、甜脆、耐嚼的为佳。

饴糖应密封后放于干燥处，避光或低温保存。

美食推荐

饴糖萝卜汁

原料 饴糖30克，白萝卜200克，盐3克。

做法 ① 白萝卜洗净，去皮，切细丝，放入碗中。② 加入盐、饴糖，拌匀，腌30分钟后挤汁即成。

养生功效 白萝卜清热化痰，饴糖止咳，故本汁适用于久咳痰浓之症。

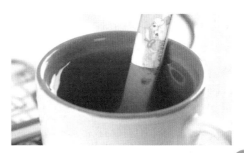

图书在版编目（CIP）数据

《本草纲目》五谷杂粮养生密码：有声版 / 杨秀岩

主编.—北京：中国轻工业出版社，2024.6

ISBN 978-7-5184-4917-0

Ⅰ.①本… Ⅱ.①杨… Ⅲ.①《本草纲目》—食物

养生 Ⅳ.①R281.3 ②R247.1

中国国家版本馆CIP数据核字（2024）第067720号

责任编辑：胡 佳　责任终审：高惠京　　　　设计制作：逗号张文化

策划编辑：张 弘　责任校对：朱 慧 朱燕春　责任监印：张京华

出版发行：中国轻工业出版社（北京鲁谷东街 5 号，邮编：100040）

印　　刷：北京博海升彩色印刷有限公司

经　　销：各地新华书店

版　　次：2024 年 6 月第 1 版第 1 次印刷

开　　本：710×1000　1/16　印张：12

字　　数：250 千字

书　　号：ISBN 978-7-5184-4917-0　定价：59.80 元

邮购电话：010-85119873

发行电话：010-85119832　010-85119912

网　　址：http://www.chlip.com.cn

Email：club@chlip.com.cn